JE BÉGAIE...
LAISSEZ-MOI PARLER!
Bien vivre avec le bégaiement

De la même auteure

Le bilinguisme, un atout dans son jeu. Pour une éducation bilingue réussie (2016).

@AgatheTupula

AgatheTupulaKabola

www.kabola.ca

Agathe Tupula Kabola

JE BÉGAIE… LAISSEZ-MOI PARLER !

Bien vivre avec le bégaiement

Éditions du
CHU Sainte-Justine
Le centre hospitalier
universitaire mère-enfant

« Qui parle sème ; qui écoute récolte. »

Pythagore

Catalogage avant publication de Bibliothèque et Archives nationales du Québec et Bibliothèque et Archives Canada

Tupula Kabola, Agathe, 1986-, auteur

Je bégaie... laissez-moi parler ! / Agathe Tupula Kabola.

(Parlons parents)
Comprend des références bibliographiques.
Publié en formats imprimé(s) et électronique(s).

ISBN 978-2-89619-875-7 (couverture souple)
ISBN 978-2-89619-876-4 (PDF)
ISBN 978-2-89619-877-1 (EPUB)

1. Bégaiement chez l'enfant - Traitement. 2. Bégaiement chez l'adolescent - Traitement. I. Titre.

RJ496.S8T86 2018 618.92'8554 C2018-942065-0
C2018-942066-9

Illustration de la couverture : Sébastien St-Pierre
Conception graphique : Nicole Tétreault

Distribution
Québec : Prologue inc.
France, Belgique et Luxembourg : CEDIF et Daudin
Suisse : Servidis S.A.

Éditions du CHU Sainte-Justine
3175, chemin de la Côte-Sainte-Catherine
Montréal (Québec) H3T 1C5
Téléphone : (514) 345-4671
www.editions-chu-sainte-justine.org

Dépôt légal :
Bibliothèque et Archives nationales du Québec, 2018
Bibliothèque et Archives Canada, 2018

Imprimé au Canada

Membre de l'Association nationale des éditeurs de livres

REMERCIEMENTS

À Marise Labrecque et Marie-Ève Lefebvre, des Éditions du CHU Sainte-Justine, qui m'ont rappelé qu'elles attendaient avec impatience mon prochain manuscrit et qui me soutiennent dans mon parcours de nouvelle auteure.

À mes parents, qui me donnent sans compter depuis ma naissance leur amour, des racines et des ailes. Merci de m'encourager dans absolument tout ce que j'entreprends.

À Déodat, l'amour de ma vie, un homme admirable qui contribue à faire de moi la femme épanouie que je suis aujourd'hui et qui me motive à concrétiser mes rêves les plus fous.

À Dramatik, de son vrai nom Bruno Jocelyn, artiste au parcours inspirant qui fait partie des exemples de réussite que je mentionne à mes patients pour les aider à apprivoiser leur bégaiement et mieux l'accepter. Merci d'avoir spontanément accepté de préfacer ce livre. J'en suis honorée et immensément reconnaissante.

À Daniel Aubé, Audrey Bigras, Laurent Lagarde, Geneviève Lamoureux, Jean-François Leblanc et Daniele Rossi. Merci pour vos témoignages et votre générosité qui continuent de m'inspirer dans ma pratique comme orthophoniste clinicienne.

À toutes les personnes qui bégaient et à leurs proches qui m'accordent leur confiance. À tous ceux qui se questionnent et entretiennent des craintes à propos des impacts du bégaiement.

PRÉFACE

L'histoire se répète, elle doit être bègue comme ma mère l'était des décennies avant de me passer le flambeau sans le savoir. Je suis bègue depuis le début d'une enfance tourmentée de stigmates émotionnels avec les cris des crises familiales comme bruit de fond. Aurais-je oublié de me présenter ? Je m'appelle Jocelyn, alias Dramatik avec un cas. En personne, il m'arrive de craindre ce moment où je sais que les présentations seront inévitables, ce moment qui brisera la façade que j'ai créée pour me fondre avec la normalité. Ce moment d'hésitation sur la première syllabe de mon nom va à jamais laisser une empreinte dans la mémoire des nouveaux collègues qui viennent de découvrir que je suis bègue, membre de la famille du 1% de la population. Des gens croyaient que ma tête était vide parce que je parlais en écho, et pourtant ce ne sont pas les mots qui manquent dans cette fontaine sans fin. Je suis considéré comme étant l'un des meilleurs artistes rap depuis que cette culture de mots s'est installée au Québec ; c'est que j'arrive à déballer les mots à un débit de fou une fois accompagné de ma béquille, la musique. Chaque soir, je répète ce beau miracle qui m'élève parmi cette masse qui ne peut déballer aussi rapidement son contenu. La vie a un sens de l'humour bien à elle, elle vous a rendus fans atteints du bègue aimant.

Dramatik

Table des MATIÈRES

PROLOGUE

> « On peut dire n'importe quoi n'importe comment : c'est toujours coupé. La conversation est un jeu de sécateur, où chacun taille la voix du voisin aussitôt qu'elle pousse. »
>
> *Jules Renard*

Du plus loin que je me souvienne, j'ai toujours « côtoyé » le bégaiement. Je me rappelle très bien ce garçon qui bégayait à mon école primaire et qui, malheureusement, subissait les moqueries de bien des élèves. Par ailleurs, plusieurs de mes cousins et petits-cousins du côté paternel bégaient, tant ceux qui habitent le Québec que ceux demeurés en République démocratique du Congo, le pays d'origine de mon père.

Le bégaiement est présent dans toutes les cultures et toutes les couches sociales. Or, la perception qu'ont les gens du bégaiement ou d'une personne qui bégaie varie considérablement selon leurs croyances (vraies ou fausses), leurs expériences, leur éducation et leur culture d'appartenance. À titre d'exemple, au Québec, il ne nous viendrait jamais à l'esprit qu'un enseignant puisse se moquer d'un de ses élèves qui bégaie devant toute la classe et le traiter comme un phénomène de foire. Pourtant, cet agissement est monnaie courante dans certaines régions de la République démocratique du Congo, où bégaiement rime trop souvent avec simplicité d'esprit et marginalité.

Pour certains, le bégaiement est un trouble d'élocution banal ou un simple phénomène étrange, et pour d'autres, c'est la fin du monde et la source de bien des angoisses. Il y a cependant un trait qui me semble être commun entre toutes les personnes qui bégaient à travers le monde: elles doivent surmonter des préjugés et des mouvements d'impatience.

Je reçois régulièrement des courriels ou des messages sur les réseaux sociaux en provenance du continent africain (Maroc, Tunisie, Côte d'Ivoire, Sénégal, Congo, etc.), de parents ou de personnes qui bégaient et qui ont cherché en vain à obtenir du soutien dans leur pays. Étant donné que les maladies mortelles sont difficilement prises en charge par leur gouvernement, vous imaginez bien que des troubles comme le bégaiement ne retiennent guère l'attention des pouvoirs publics. C'est la triste réalité à laquelle font face trop de bégayeurs africains: intimidation, préjugés, absence de ressources, stigmatisation, perspectives d'emploi perdues, moqueries de la part du personnel enseignant, scolarisation en classe spécialisée ou dans un institut pour enfants handicapés. Dans plusieurs régions du continent africain, les enfants bègues sont considérés comme des sorciers; de plus, les orthophonistes manquent d'équipement et n'ont pas accès à de la formation continue sur le bégaiement, trouble qui continue de faire l'objet de nombreuses études à travers le monde et pour lequel les découvertes sont en pleine effervescence.

Bien que le portrait soit moins sombre au Canada, il n'en demeure pas moins que les personnes qui bégaient connaissent souvent un parcours semé d'embûches. J'ai rencontré des enfants qui ont échoué leur exposé oral en classe en raison de leur bégaiement ou qui ont été victimes d'intimidation à l'école, et même des adultes qui se sont sentis contraints à réorienter leur carrière ou leur choix d'études en raison de leur trouble de la parole.

Pour la majorité des gens, parler est un acte tout simple auquel ils n'ont pas besoin de penser. Mais pour les personnes qui bégaient, s'exprimer verbalement peut s'avérer beaucoup moins facile et il arrive même que leur trouble d'élocution les amène à renoncer à leur droit de parole.

Les enfants, adolescents et adultes[1] bègues forment une grande partie de la clientèle que je rencontre en clinique ou par téléorthophonie (traitement par visioconférence). Ces dernières années, ils m'ont inspirée dans la rédaction de cet ouvrage par leurs questions, leurs témoignages, leurs doutes, leurs inquiétudes et leurs histoires.

Le bégaiement a déjà fait l'objet de multiples ouvrages, mais on en trouve peu qui s'adressent aux parents et aux intervenants sans adopter un angle alarmiste où le bégaiement est systématiquement vu comme une souffrance. Grâce à ma formation et à mon expérience personnelle et professionnelle, je souhaite vous apporter un nouvel éclairage sur le sujet, avec une vision originale, des propos vulgarisés et accessibles ainsi que des exemples relatifs à différentes situations. En effet, le sujet est loin d'être épuisé. Ce livre se veut éducatif et convivial, porteur d'informations fouillées et de stratégies pratiques, applicables au quotidien pour amener les enfants, les adolescents et les adultes qui gravitent autour d'eux à bien vivre avec le bégaiement. Que votre enfant bégaie depuis peu ou depuis plusieurs années, que vous soyez un parent ou un professionnel œuvrant auprès d'enfants bègues, vous avez un rôle clé à jouer. Non, vous ne trouverez pas dans cet ouvrage de « recettes » toutes faites pour éliminer le bégaiement en quelques jours (comme le proposent beaucoup trop de sites Web), mais vous y trouverez certainement des réponses à vos questions concernant des situations particulières. Je vous invite à mieux comprendre le bégaiement pour savoir mieux vous y prendre !

1. L'emploi du masculin pour désigner des personnes n'a d'autres fins que celle d'alléger le texte.

INTRODUCTION

« Entre ce que je pense, ce que je veux dire, ce que je crois dire, ce que je dis, ce que vous avez envie d'entendre, ce que vous croyez entendre, ce que vous entendez, ce que vous avez envie de comprendre, ce que vous comprenez, il y a dix possibilités qu'on ait des difficultés à communiquer. Mais essayons quand même. »

Bernard Werber

Qu'ont en commun Aristote, Winston Churchill, Albert Einstein, Marilyn Monroe, Isaac Newton, Jean-Jacques Rousseau, Tiger Woods et Bruce Willis ? Ces célébrités ont toutes bégayé. Selon les plus récentes recherches dans le domaine, jusqu'à 10 % de la population présenterait un bégaiement à un moment ou à un autre de la vie, particulièrement durant l'enfance, et ce problème d'élocution persisterait chez 1 % des gens. Pourtant, le bégaiement demeure un phénomène mal compris. Encore aujourd'hui, beaucoup de préjugés sont associés à ce trouble de la communication. Bien que pratiquement tout le monde connaisse ou ait été amené à interagir avec quelqu'un qui bégaie, on parle très peu du bégaiement dans les médias, contrairement à d'autres problématiques auxquelles le public est de plus en plus sensibilisé, comme l'autisme ou le trouble déficitaire de l'attention avec ou sans hyperactivité (TDAH). En 2011, la sortie du film oscarisé *Le discours du roi (The King's Speech),* qui raconte l'histoire vraie et méconnue de l'arrivée au pouvoir du roi d'Angleterre George VI (père de la reine Elizabeth II), de son combat contre le bégaiement et de son amitié avec son orthophoniste aux méthodes atypiques, a ravivé l'intérêt de la population pour ce trouble de la parole qui reste bien mystérieux.

Un petit plus

L'orthophonie est un domaine très vaste qui concerne tout ce qui touche de près ou de loin à la communication humaine. L'orthophoniste est la professionnelle[2] qui, par différents moyens, prévient, évalue et traite les troubles de la communication, du langage oral et écrit, de la parole, de la voix et de la déglutition.

- **Langage:** Le langage représente un ensemble de codes et de conventions qui sont partagés par un groupe et qui permettent à ses membres de se comprendre. Le langage utilise un système conventionnel de symboles arbitraires pour partager des idées, des besoins, des expériences, des informations ou des sentiments. Chez l'humain, c'est un système abstrait qui inclut la connaissance du sens des mots et la capacité à organiser ces mots en phrases. Les phrases se combinent dans la conversation pour exprimer différents propos. Les troubles du langage les plus souvent rencontrés sont le trouble développemental du langage (anciennement appelé « dysphasie »), la dyslexie, la dysorthographie et l'aphasie.
- **Voix:** Si nous sommes capables de produire un large éventail de sons, c'est grâce à l'interaction de plusieurs structures de notre corps, notamment nos muscles respiratoires, nos cordes vocales, notre larynx, de même que les différentes cavités de la gorge et du visage. C'est le larynx qui produit les sons grâce aux cordes vocales, qui se trouvent au sein de ce dernier. Ensuite, les muscles respiratoires donnent de l'intensité à ces sons, alors que les structures de la gorge et du visage donnent à la voix son timbre particulier. Les principaux troubles de la voix sont la dysphonie et l'aphonie. Dans le cas de cette dernière, la voix est réduite à un chuchotement et devient à peine audible. Quant à la dysphonie, elle correspond à une modification de la voix, qui peut devenir enrouée, cassée, plus grave, plus aiguë.

2. L'orthophonie est une profession essentiellement féminine. Le terme est donc féminisé dans cet ouvrage pour refléter la représentation dominante des femmes en orthophonie, mais il englobe également le genre masculin.

› **Parole :** Elle est le moyen de concrétiser ou d'actualiser le langage. Elle représente la façon dont nous utilisons notre voix et le langage pour nous exprimer. Il faut faire vibrer les cordes vocales et bouger plusieurs muscles de la bouche et de la langue pour produire la parole. On pourrait vulgariser en disant que la parole, c'est l'étape où les muscles se coordonnent pour nous permettre de prononcer les mots. La parole n'est pas nécessaire pour produire le langage : on peut utiliser le langage écrit et le langage des signes pour exprimer un nombre infini de choses. La parole nous permet d'exprimer nos pensées et nos émotions grâce à la coordination des muscles responsables de la prononciation. Les problèmes d'articulation ou de fluidité (à l'instar du bégaiement) lorsqu'on parle sont des troubles de la parole.
› **Déglutition :** Il s'agit de l'action d'avaler, que ce soit pour les aliments solides ou liquides, ou pour la salive.

L'orthophoniste peut être amenée à travailler dans différents milieux du secteur de la santé ou de l'éducation et intervient auprès d'individus de tous âges. Dans certains cas, le travail en orthophonie s'intègre à une intervention multidisciplinaire et l'orthophoniste fournit ses références aux professionnels appropriés. Elle agit pour favoriser l'intégration sociale, scolaire ou professionnelle des individus ainsi que leur participation sociale. Elle favorise ainsi la réalisation des habitudes de vie de son patient dans son milieu et participe à l'épanouissement de ce dernier. La clinicienne établit avec son patient des objectifs à atteindre en regard des difficultés qu'il rencontre dans son quotidien. S'ensuit alors une série de thérapies qui ont pour objectif d'améliorer ses capacités de communication et les aptitudes sociales qui y sont liées. L'orthophoniste peut également déterminer différentes stratégies avec le patient et son entourage, toujours dans le but de pallier les incapacités et les difficultés de la personne.

Tout au long de votre lecture, vous découvrirez que, comme le dit si bien Laurent Lagarde, auteur du blogue *Goodbye Bégaiement ! Conseils pour en sortir*, le bégaiement de votre enfant ou de votre adolescent n'est pas une faute, encore moins votre faute ou la sienne. Mais qu'est-ce qui cause le bégaiement ? Quand et qui consulter ? Comment aider votre enfant ou votre adolescent qui bégaie? Comment faire en sorte que le bégaiement ne sème pas d'embûches dans son parcours scolaire? Comment intervenir en tant que parent, proche, éducateur ou enseignant pour favoriser la fluidité de la parole? Comment traite-t-on le bégaiement, de la petite enfance à l'adolescence? Quelles sont les approches orthophoniques qui ont fait leurs preuves? Quelles sont les meilleures stratégies à mettre en pratique quand on communique avec une personne qui bégaie?

Un petit plus

Lorsque vous écoutez quelqu'un parler, il y a de fortes probabilités que vous portiez davantage attention au contenant qu'au contenu. Selon certaines recherches en psychologie, les éléments les plus importants dans la communication, c'est-à-dire ceux qui ont le plus d'impacts, sont nos gestes et le ton de notre voix. En effet, la communication se divise en communication verbale (45 %) et non verbale ou langage corporel (55 %). Dans la communication verbale, l'intonation vocale compte pour 38 % alors que le sens des mots ne pèse que de 7 % dans la balance.

Nombreux sont les parents et les professionnels du milieu de la santé et de l'éducation qui se posent des questions au sujet du bégaiement. Celui-ci n'est pas une fatalité et de nos jours, il existe des traitements en orthophonie qui permettent soit d'éliminer ce trouble du langage durant la petite enfance, soit de permettre à l'enfant d'âge scolaire ou à l'adolescent de le contrôler, de l'apprivoiser et de mieux vivre lui. Ce livre concis se veut un outil d'intervention éducatif et accessible qui combat les idées reçues sur le bégaiement. Il fournit des exemples et des conseils concrets pour intervenir, répond aux principaux questionnements des parents et éclaire les enseignants, éducateurs et autres intervenants en petite enfance ou en milieu scolaire œuvrant auprès d'enfants ou d'adolescents qui bégaient, et ayant le souci de faciliter la communication avec eux.

Un petit plus

Le 22 octobre est la journée mondiale du bégaiement, qui a pour but d'informer et de sensibiliser le grand public à ce trouble de la parole. À cette occasion, plusieurs associations qui s'impliquent dans la cause du bégaiement à travers le monde organisent des activités spéciales pour leurs membres et la population, à l'instar de l'Association des bègues du Canada (ABC), qui propose une journée-rencontre annuelle à Montréal. Le programme de cette journée comprend des conférences et se conclut par une session à micro ouvert durant laquelle les participants peuvent relever le défi de s'exprimer librement devant l'auditoire et de partager leurs expériences ou leurs opinions. L'événement ne s'adresse pas seulement aux personnes qui bégaient : les proches, les parents d'enfants qui bégaient, les orthophonistes qui s'intéressent au bégaiement et tous ceux qui ont ce trouble de la parole à cœur sont invités à participer. Paris, Toulouse, Dakar et Bruxelles ne sont que quelques autres exemples de villes où il est possible de participer à des activités spéciales en lien avec la journée mondiale du bégaiement.

Plus précisément, cet ouvrage s'articule autour de cinq points :

- Différencier les hésitations ou disfluidités normales (perturbations de la parole, accrochages au niveau du discours) du bégaiement réel ;
- Démystifier le bégaiement et déboulonner les mythes qui l'entourent ;
- Avoir une vue d'ensemble des approches de traitement du bégaiement et de leur efficacité chez les enfants et les adolescents ;

- Mettre en pratique des stratégies simples pour faciliter la communication avec une personne qui bégaie et favoriser la fluidité durant les échanges ;
- Amener l'enfant ou l'adolescent, de même que ses proches, à bien vivre avec le bégaiement en leur fournissant des outils concrets.

Bonne découverte !

Chapitre 1

BÉGAIEMENT
ou hésitations normales ?

« Il ne suffit pas de parler, il faut parler juste. »

William Shakespeare

Lorsque les personnes qui bégaient parlent de leur trouble d'élocution autour d'elles, il n'est pas rare qu'elles se fassent répondre : « Moi aussi je bégaie quand… (remplacez les points de suspension par quelque chose d'anecdotique comme « quand je suis stressé » ou « quand je suis fatigué » ou encore « quand je suis en colère »). Mais s'agit-il vraiment d'un bégaiement ? Pas tout à fait. Le bégaiement va au-delà d'une perturbation du rythme de la parole de temps à autre. Tant les personnes qui bégaient que les non-bègues produisent des **disfluidités**, qui réfèrent à des interruptions involontaires de la parole. Certaines sont jugées normales, d'autres pas. La distinction entre disfluidité normale et bégaiement n'est pas toujours facile à faire.

Quelles sont les manifestations du bégaiement ?

Le bégaiement est un trouble d'exécution de la parole ayant une origine neuromusculaire, c'est-à-dire que le trouble concerne les commandes nerveuses des muscles impliqués dans la production de la parole. Il n'affecte pas le langage, qui correspond aux concepts linguistiques nous permettant de formuler nos idées. Ainsi, le bégaiement, contrairement au trouble du langage, n'affecte pas la connaissance du sens des mots, le choix des mots, la capacité à organiser ces mots en phrases ou la façon de combiner ces phrases dans la conversation pour exprimer différents propos. Ce n'est pas la pensée qui « accroche », c'est à la sortie que ça bloque. Les personnes qui bégaient n'ont pas de difficulté à accéder au mot juste et à utiliser un vocabulaire précis. Elles savent pertinemment quels mots et quelle structure grammaticale utiliser, mais les mots sortent difficilement au moment d'articuler les sons. **Le bégaiement est davantage un problème d'ordre « mécanique » perturbant la fluidité de la parole.**

Le discours de la personne qui bégaie est disfluide et marqué par des interruptions involontaires plus ou moins longues qu'on appelle des **moments de bégaiement**. Ceux-ci peuvent se manifester sous forme de répétitions de sons, de parties de mots (syllabes) ou de mots, d'allongements de sons, d'ajouts de sons ou de mots superflus, ou encore de pauses ou de blocages. Par exemple, un moment de bégaiement peut survenir lorsqu'il y a un excès de tonicité des muscles du larynx et que ceux-ci se crispent. Les sons ont alors du mal à se former au niveau des cordes vocales. À d'autres moments, le problème peut se situer plus haut, lorsque le muscle de la langue se plaque contre le palais et se bloque au moment de l'émission d'un mot. Il arrive également que les muscles qui entourent les lèvres se contractent, formant ainsi un obstacle au son qui tente de sortir de la bouche. Ainsi, le bégaiement affecte la coordination des organes et des muscles qui sont impliqués dans la production de la parole : les muscles de la respiration, les cordes vocales, la langue, les lèvres, la mâchoire, etc. Les interruptions involontaires de la fluidité de la parole qui en résultent sont perçues comme étant anormales.

Les moments de bégaiement peuvent également être accompagnés de **mouvements associés**, aussi appelés **comportements**

secondaires : clignements des yeux, hochements ou coups de tête, mouvements des pieds ou des mains, dilatation des narines, ouverture exagérée de la bouche, tremblement ou pression des lèvres, etc. Ces manifestations font partie du problème de bégaiement et constituent souvent des stratégies inefficaces développées avec le temps par la personne pour tenter de se sortir de ses moments de disfluidité. Une tension musculaire peut aussi être présente au niveau du visage ou du cou, comme un serrement au niveau de la gorge.

À partir de l'âge scolaire et particulièrement chez les adolescents, il n'est pas rare que le bégaiement provoque des **pensées et des émotions négatives associées** ainsi que certains **comportements d'évitement.** Après avoir traîné le bégaiement avec eux pendant de nombreuses années, plusieurs enfants et adolescents ont accumulé des situations d'échec sur le plan de la communication, de sorte qu'ils souffrent d'un manque de confiance et évitent de s'exprimer dans des contextes où le bégaiement est susceptible de se manifester davantage : prendre la parole devant un groupe, parler au téléphone ou parler à une personne inconnue, par exemple. L'évitement peut aussi concerner les mots ou les sons choisis. En effet, les personnes qui bégaient depuis longtemps sont souvent capables d'anticiper les moments de bégaiement et savent à l'avance qu'elles risquent de buter davantage sur un son ou un mot en particulier. Ainsi, elles peuvent avoir recours à des synonymes plus faciles à prononcer au moment d'exprimer leur pensée, ou aller au plus court dans la formulation employée.

Comment se développe le bégaiement et comment le détecter ?

Le bégaiement apparaît habituellement entre 2 et 4 ans et touche quatre fois plus de garçons que de filles pour une raison obscure. Il est plutôt rare que le bégaiement se produise dès l'apparition des premiers mots. Il se développe le plus souvent avec la complexification du langage, quand l'enfant fait des phrases plus longues, qu'il est en mesure d'expliquer ou d'élaborer ses idées. Dans 95 % des cas, le bégaiement se manifeste avant l'âge de 7 ans. On peut donc affirmer que le bégaiement est un trouble qui se déclenche pendant l'enfance et rarement à l'âge adulte. S'il se déclenche à l'âge adulte, les causes ne sont pas les mêmes.

Pour détecter un éventuel bégaiement chez l'enfant, l'adulte doit prendre en considération l'hésitation normale. Tous les locuteurs, c'est-à-dire les personnes qui parlent, produisent des disfluidités. C'est surtout le cas des jeunes enfants. Chez la majorité des locuteurs, les disfluidités sont peu fréquentes et considérées comme étant normales. De nombreux parents s'interrogent et s'inquiètent lorsque leur enfant d'âge préscolaire semble bégayer. De 2 à 6 ans, il peut arriver que les tout-petits répètent des mots entiers dans une même phrase, car ils apprennent tout simplement les règles du langage. Ce dernier se développe doucement et l'apprentissage de certains mots ou sons peut être difficile. Il est aussi nécessaire de prendre en considération le fait que l'enfant dispose d'un vocabulaire moins riche qu'un adulte et qu'il aura donc tendance à utiliser souvent les mêmes mots. Enfin, de nombreux enfants souhaitent imiter les adultes en s'exprimant avec un rythme régulier, et pour cela, il leur arrive de mélanger les syllabes, d'ajouter des sons ou des mots ou encore de recommencer leurs phrases pour corriger leurs erreurs. Soucieux de bien faire, les enfants en bas âge formulent parfois le reste de leurs phrases dans leur tête et répètent le dernier mot en même temps qu'ils réfléchissent. Ce sont donc des hésitations normales. À l'âge préscolaire, il n'y a rien d'étonnant à ce que l'enfant hésite. Ce phénomène prend le plus souvent fin sans l'intervention d'un spécialiste. L'hésitation normale, tant chez l'enfant que chez l'adulte, peut survenir en cas de fatigue, de surexcitation, de tristesse, de stress, etc. Il nous arrive à tous, par moment, d'avoir du mal à exprimer clairement nos idées.

Un petit plus

Comme pour plusieurs caractéristiques humaines tels l'asthme, les migraines ou le tempérament, il y aurait une interaction entre les gènes et l'environnement concernant le bégaiement. Les chercheurs ont documenté des cas de jumeaux identiques ou monozygotes (donc qui partagent le même bagage génétique) où un seul des jumeaux bégaie. Le bégaiement ne peut donc pas s'expliquer à 100 % par la génétique. Pour 8 jumeaux sur 10, si bégaiement il y a, les deux seront touchés. Mais pour le 20 % restant, comment expliquer que l'un des jumeaux bégaie et l'autre pas ? Il semblerait ainsi que d'autres causes que la génétique soient en jeu, telles des différences dans le développement de l'embryon ou l'anoxie (manque d'oxygène) à la naissance, qui pourraient affecter la dominance hémisphérique, c'est-à-dire le fait que l'hémisphère droit prend en charge des fonctions cérébrales normalement assumées par l'hémisphère gauche du cerveau.

S'il est normal de voir un enfant en bas âge hésiter quand il parle, il est en revanche moins habituel d'observer qu'il bute littéralement sur les mots, qu'il cligne des yeux et répète des syllabes. Comment différencier le bégaiement d'une hésitation naturelle ? Voici quelques pistes qui pourront vous aider à réagir rapidement en cas de trouble de la parole.

Certaines disfluidités font partie de la parole normale :

- **Répétitions de mots plus longs, en entier.** Ex. : « À la bibliothèque - bibliothèque, on a lu l'histoire de Boucle d'or. »
- **Répétitions de parties de phrases (syntagmes).** Ex. : « À la bibliothèque, on a lu - on a lu l'histoire de Boucle d'or. »
- **Interjections (euh, ben, pis, tsé, etc.).** Ex. : « À la bibliothèque, on a lu euh l'histoire de Boucle d'or. »

- **Révisions.** Ex. : « À la bibliothèque, on... la conteuse nous a lu l'histoire de Boucle d'or. »
- **Phrases avortées.** Ex. : « À la bibliothèque… J'ai oublié mon idée. »

Ces disfluidités se produisent généralement quand le locuteur cherche un mot (ce qui peut être accentué par la fatigue), qu'il reconsidère le contenu de son message ou lorsqu'il est distrait par un élément dans son environnement. Quand une de ces raisons est identifiée, on considère habituellement que la disfluidité était normale.

Un petit plus

Les personnes qui bégaient ne le font pas quand elles pensent. Leurs propos sont très fluides dans leur tête et elles savent très bien ce qu'elles veulent dire.

D'autres disfluidités sont plus typiques de la parole bégayée :

- **Pauses ou blocages excessifs empêchant une émission fluide.** L'enfant essaie de parler, mais les sons ne sortent pas de sa bouche. Il semble forcer ou faire de gros efforts en parlant et arrête sur certains mots. Ex. : « Où est P... apa ? »
- **Prolongements de sons (consonnes ou voyelles).** Ex. : « Jjjjje veux du lait. », « Aaaaalice est partie à la gaaarderie. »
- **Répétitions saccadées de sons, de syllabes ou de mots courts d'une syllabe.** Ex. : « Pou-pou-pourquoi Cédric est fâché ? », « Moi-moi-moi-moi j'en veux. »
- **Ajout de mots superflus.** Ex. : « La cloche a sonné comme puis il fallait que je parte. »

Un petit plus

L'enfant qui bégaie ne bute pas tout le temps ni sur tous les mots ou sur toutes les phrases. C'est normal. Les disfluidités se trouvent surtout au début des phrases..

Le bégaiement peut donc se présenter de différentes façons. Certains enfants répéteront davantage que d'autres, chez qui le bégaiement sera plus silencieux et se manifestera par de petits blocages. Pour bégayer, la personne ne doit pas forcément répéter des sons ou des mots. Les blocages ou les arrêts peuvent même signaler un problème plus sévère ou plus évolué que les répétitions.

Les personnes qui bégaient produisent aussi des disfluidités qui font partie de la parole normale (comme les personnes non bègues), mais les disfluidités typiques de la parole bégayée dominent. En outre, les interruptions du discours sont plus longues chez les personnes qui bégaient et peuvent s'étendre sur plusieurs secondes, alors que les hésitations ou disfluidités normales sont très brèves, durant généralement moins d'une seconde. Par ailleurs, dans la parole normale, il n'y a pas de tension ni de mouvement associé aux disfluidités. La présence de tension musculaire (comme la contraction de la bouche) ou de mouvements associés (tels que le clignement des yeux ou la tendance à éviter le regard de son interlocuteur) est un signe de bégaiement, bien qu'il ne soit pas obligatoire. Un autre indice de la normalité de la disfluidité peut se trouver dans le nombre de réitérations, c'est-à-dire de productions « en extra » d'une unité donnée, lors des répétitions. Par exemple, dans la phrase « Je-je-je-je viens », il y a trois réitérations. Dans les disfluidités normales, il y a communément une seule réitération, alors qu'il y en a plusieurs dans la parole bégayée. Finalement, l'enfant qui bégaie peut éviter de dire certains mots ou de s'exprimer à certains moments, ce qui n'est habituellement pas le cas de l'enfant qui ne bégaie pas. Le tableau 1.1 résume les observations permettant de distinguer les hésitations normales du bégaiement réel.

Tableau 1.1 | Savoir distinguer les hésitations normales du bégaiement

	Hésitations normales	Bégaiement
Types de disfluidités (« accrochages »)	› Répétitions de mots comportant plusieurs syllabes ou de parties de phrases. › Interjections (euh, ben, pis, etc.). › Révisions (changement de la formulation pour exprimer une idée). › Phrases avortées (idée non complétée pour en exprimer une autre).	› Blocages. › Prolongements audibles (allongements de sons). › Répétitions de sons ou de syllabes (parties de mots) ou de mots très courts comportant une seule syllabe. › Ajout de mots superflus (mots n'ayant aucune fonction dans la phrase).
Nombre de réitérations d'un même mot	Une seule réitération.	Deux ou trois réitérations et plus.
Durée des accrochages	Moins d'une seconde.	Une seconde ou plus.
Tension musculaire ou mouvements associés	Absents.	Possiblement présents.
Comportements d'évitement	Absents.	Possiblement présents.

Soulignons que plusieurs enfants d'âge préscolaire passent par une période de **bégaiement transitoire** allant de 6 mois à 1 an, voire 2 ans dans certains cas. En effet, environ les deux tiers des enfants qui bégaient verront ce trouble disparaître de lui-même, sans intervention spécialisée, dans les 6 à 12 mois suivant son apparition. C'est pour cette raison que plusieurs études révèlent que 4 à 6 % des enfants bégaient (10 % selon les plus récentes études), alors que seulement 1 % des adultes présentent ce trouble d'élocution. Ainsi, au-delà d'une période de six mois d'interruptions plus marquées dans le discours de l'enfant, la première conduite à adopter est de consulter une orthophoniste afin d'éviter que le problème ne s'aggrave. Cela dit, nous encourageons les parents à consulter avant une période d'attente de six mois si l'enfant a davantage de risques de présenter un bégaiement persistant. Nous verrons plus loin les facteurs de récupération naturelle et de persistance du bégaiement.

L'iceberg du bégaiement

Les orthophonistes spécialisées en bégaiement utilisent souvent l'image de l'iceberg[1] pour représenter l'aspect multidimensionnel de ce trouble de la parole *(voir la figure 1.1)*. L'idée ou la représentation que la plupart des gens se font du bégaiement n'inclut que la partie émergée de l'iceberg, c'est-à-dire la partie visible (ou audible dans le cas du bégaiement) : les interruptions plus ou moins longues du rythme de la parole, les mouvements associés ou comportements secondaires, la tension musculaire parfois présente au niveau du visage, du cou ou d'autres membres du corps. Cependant, le bégaiement comporte aussi une partie immergée, une face cachée et méconnue de la plupart des gens : ce que la personne qui bégaie ressent et les conséquences du bégaiement dans sa vie. La partie immergée tend à se développer à long terme lorsque la peur, la culpabilité, la honte, le désespoir, l'anxiété, l'isolement et le refus de s'exprimer se cristallisent autour du problème et que celui-ci devient un véritable handicap. Pablo R. Koulaïmah a écrit et réalisé *L'Iceberg*, un excellent court-métrage[2] qui reflète bien comment peut se sentir une personne qui bégaie.

1. L'analogie de l'iceberg a été formulée en 1970 par Joseph Sheehan, psychologue clinicien. Lui-même bègue, il est décédé en 1983.
2. *L'Iceberg* : www.begaiement.org/liceberg/

Salim

Salim, 15 ans, est en troisième année du secondaire. Il bégaie depuis l'âge de 3 ans et ce n'est que depuis l'année dernière qu'il consulte en orthophonie. En effet, son bégaiement était auparavant léger, se manifestant par des répétitions de une à trois réitérations et quelques rares blocages. Mais depuis les deux dernières années, son bégaiement est marqué par davantage de blocages et de prolongements de sons. Une tension musculaire s'est ajoutée au niveau du visage et du cou. Il lui arrive de cligner des yeux et de basculer la tête vers l'avant lors de gros blocages. Ses disfluidités le gênent de plus en plus, car elles peuvent durer jusqu'à une dizaine de secondes. Salim évite de parler à ses enseignants ou à de nouvelles personnes et il déteste les exposés oraux, sa bête noire.

Bref, les disfluidités (ce qu'on entend du bégaiement) ne sont souvent qu'une petite partie du problème, surtout à partir de l'adolescence. Plus la personne vit avec le bégaiement, plus la dimension émotive du trouble peut devenir importante par rapport à la parole elle-même. Ainsi, le bégaiement peut créer un cercle vicieux qui n'est non pas sa cause, mais bien celle de son renforcement, car les émotions négatives nourrissent, d'une certaine façon, le bégaiement. Celui-ci peut causer de la peur et de l'anxiété qui, à leur tour, peuvent aggraver le problème. Quand les émotions deviennent intenses, la personne qui bégaie peut décider d'éviter de parler. Même les jeunes enfants, surtout s'ils sont sensibles ou présentent des difficultés d'adaptation au changement, peuvent faire de l'évitement, avoir peur de parler, se sentir tristes ou fâchés.

Figure 1.1 | L'iceberg du bégaiement

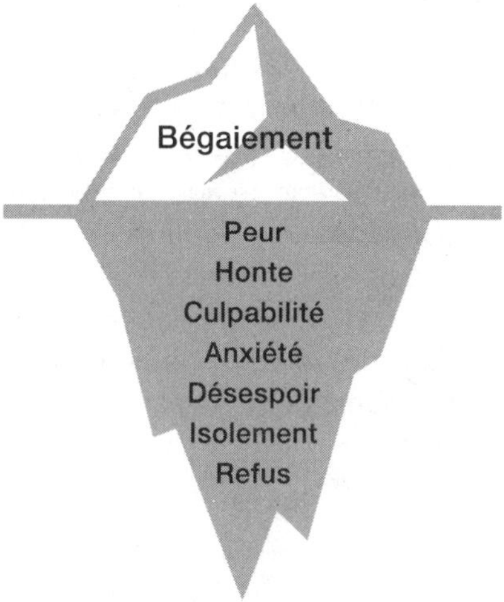

Source : http://goodbye-begaiement.blogspot.ca/2010/09/message-pour-une-personne-qui-begaie.html (visuels tirés du blogue Parole de bègue)

Qu'est-ce qui cause le bégaiement?

D'emblée, mettons fin au suspense en précisant que le bégaiement ne provient pas d'une cause unique, mais plutôt d'un ensemble de facteurs. Plusieurs chercheurs se sont penchés sur ce trouble mystérieux et continuent de le faire aujourd'hui, car aucune hypothèse ne tient la route pour expliquer l'ensemble des phénomènes observés chez les personnes qui bégaient. Les résultats de nombreuses études nous indiquent que ces individus héritent à la naissance d'un système de parole plus fragile et d'une prédisposition génétique pour le bégaiement. Plusieurs gènes seraient identifiés comme étant potentiellement responsables de ce trouble d'élocution. Des chercheurs de divers pays n'ont pas réussi à isoler les mêmes gènes pour toutes les personnes qui bégaient, mais il semblerait que ceux-ci soient tous associés à la coordination et au contrôle des muscles de la parole. L'hérédité explique donc une grande partie du bégaiement : un individu a davantage de risques de bégayer si un autre membre de sa famille proche ou éloignée bégaie ou a déjà bégayé. Mais un enfant n'hérite pas du bégaiement comme il hérite de la couleur de ses cheveux ou de ses yeux. C'est beaucoup plus complexe, comme pour la majorité des caractéristiques humaines. Environ la moitié des personnes qui bégaient ne proviennent pas de familles dont d'autres membres bégaient, ce qui laisse croire qu'on peut quand même avoir une prédisposition génétique à bégayer sans que ce soit un trouble présent dans la famille.

Un petit plus

Le bégaiement est associé à des changements physiologiques au niveau du débit sanguin, de la peau (texture, couleur), de la réaction des pupilles, de l'activité neurologique, etc. Plusieurs de ces changements ne peuvent être observés à l'œil nu, mais ont été bien documentés, mesurés et continuent à être étudiés.

Au cours des dernières années, les avancées dans le domaine de l'imagerie cérébrale ont permis aux chercheurs de mieux comprendre les bases neurologiques du bégaiement. C'est ainsi qu'on sait aujourd'hui qu'il y a des différences dans l'anatomie et dans le fonctionnement du cerveau entre les personnes qui bégaient et les non-bègues. Le cerveau des bègues traite la parole de façon atypique soit dans la séquence, la quantité ou la localisation de l'activité cérébrale. Par exemple, les personnes qui bégaient utilisent davantage l'hémisphère droit de leur cerveau pour parler, plutôt que l'hémisphère gauche. Or, c'est l'hémisphère gauche qui est le mieux adapté pour contrôler et traiter les éléments rapides et synchronisés de la parole de façon efficace. Cet hémisphère est le chef d'orchestre qui planifie et commande les mots et les sons. Pour parler, il n'y a pas moins d'une centaine de muscles qui s'activent ! L'hémisphère droit est plus approprié pour analyser les signaux plus lents de la parole comme l'intonation, les bruits dans l'environnement ou encore la musique.

De plus, il n'y a pas la même quantité de matière blanche et de matière grise dans le cerveau des personnes qui bégaient quand on le compare au cerveau des autres. Chez les personnes qui bégaient, les faisceaux de matière blanche qui transmettent l'information des zones sensorielles aux zones motrices sont moins denses dans l'hémisphère gauche et plus denses dans l'hémisphère droit. Mais on ignore encore si ces différences anatomiques et physiologiques causent le bégaiement ou sont plutôt des conséquences de l'adaptation à ce trouble. C'est un peu comme le paradoxe de l'œuf et de la poule... Ce qu'on sait avec certitude, c'est que l'anatomie et la physiologie du cerveau des personnes qui bégaient présentent certaines fragilités, entraînant une difficulté de synchronisation des mécanismes impliqués dans la production de la parole : la respiration, la voix et l'articulation.

La prédisposition génétique expliquerait 80 % du bégaiement. Et le 20 % restant ? Des études démontrent l'existence de causes non génétiques au bégaiement qui semblent davantage présentes chez ceux qui n'ont pas d'histoire familiale de bégaiement. La fragilité de la parole peut être influencée par plusieurs facteurs personnels et environnementaux tels que les émotions, la fatigue, le stress, les contraintes de temps, l'interlocuteur, les attitudes de communication, la réaction de l'entourage, etc. C'est pour cette raison que plusieurs parents associent l'apparition du bégaiement à des circonstances particulières telles qu'un déménagement, la séparation ou le divorce des parents ou encore l'arrivée d'un petit frère ou d'une petite sœur. Ces événements marquants n'ont pas causé le bégaiement, mais ont probablement exacerbé un trouble qui était déjà présent, que l'enfant avait déjà en lui, mais sous une forme moins apparente. Ils ont agi à titre de déclencheurs ou ont contribué à aggraver le bégaiement en interférant avec un système de parole plus fragile.

Les émotions positives (telle l'excitation) ou négatives (comme l'anxiété) peuvent aggraver le bégaiement développemental, mais n'en sont pas la cause. Par contre, les émotions négatives sont une conséquence fréquente du bégaiement. Mentionnons également que les parents ne doivent pas se culpabiliser puisqu'aucune étude n'a démontré jusqu'à présent qu'une attitude parentale serait la cause du bégaiement. Il est très facile de croire que l'environnement pourrait causer le bégaiement, mais c'est beaucoup plus difficile à prouver. Dans de très rares cas, le bégaiement peut découler d'un désordre psychologique comme un trouble anxieux; on parle alors d'un bégaiement psychogénique. Surviennent également des cas où le bégaiement apparaît à la suite d'une lésion cérébrale (par exemple, après un accident vasculaire cérébral, un traumatisme crânien ou une tumeur); on parle alors d'un bégaiement neurogénique. Le contenu du présent ouvrage ne concerne que le bégaiement développemental, les bégaiements psychogénique et neurogénique étant nettement moins fréquents.

Quels sont les facteurs qui peuvent faire varier le bégaiement?

Un des éléments les plus mystérieux du bégaiement est certainement sa grande variabilité, non seulement entre les personnes qui bégaient, mais aussi chez une même personne! Un individu ne bégaie pas systématiquement sur tous les mots qu'il articule. Un même mot ou un même son peut être bégayé dans certains contextes et pas dans d'autres. De la même façon, une personne peut bégayer davantage une certaine journée, et présenter des périodes de fluidité plus prolongées une autre journée. Mais qu'est-ce qui fait varier le bégaiement exactement ? Essentiellement trois facteurs : les facteurs linguistiques, psychologiques et environnementaux. Ces facteurs n'auront pas le même impact chez tous les individus qui bégaient.

Un petit plus

Des études de cas ont permis d'observer qu'il est possible qu'un bégaiement développemental ayant disparu durant l'enfance réapparaisse sous une forme moins sévère à la suite d'une lésion neurologique. D'autres études de cas ont révélé qu'il est aussi possible qu'un bégaiement développemental disparaisse après la survenue d'une lésion neurologique provoquée par la sclérose en plaques. Le bégaiement acquis peut être une conséquence de l'épilepsie, d'une lésion neurologique, d'un accident vasculaire cérébral (AVC), d'un traumatisme crânien, de la prise d'une médication, d'une tumeur, d'une maladie dégénérative (ex. : Parkinson, Alzheimer), d'une neurochirurgie, etc.

Facteurs linguistiques

Plus les mots ou les énoncés exprimés par la personne qui bégaie sont longs et complexes, plus elle est susceptible de bégayer, car plus il est difficile pour son système de réaliser tous les mouvements nécessaires à leur production. Il peut donc être plus difficile pour les personnes qui bégaient de produire certains mots. De plus, la majorité d'entre elles aura tendance à bégayer en début d'énoncés, mais pour d'autres, le bégaiement se manifestera un peu partout dans la phrase et sera carrément imprévisible. Ce que la personne doit dire et l'importance de ce qu'elle a à dire peuvent aussi augmenter ou diminuer le bégaiement selon la situation.

Facteurs psychologiques

Le bégaiement varie beaucoup en fonction des émotions de la personne qui bégaie, de la même façon que la fluidité du discours varie chez la personne qui ne bégaie pas en fonction de son ressenti. Peut-être avez-vous noté que les propos que vous souhaitez exprimer coulent moins bien ou « sortent mal » lorsque vous êtes stressé ou épuisé ? Ce phénomène est amplifié chez les personnes qui bégaient, en raison de la fragilité de leur système de parole. Ainsi, un enfant aura tendance à bégayer davantage quand il est énervé, excité, en colère, gêné, apeuré ou fatigué. Chez certains enfants, la parole sera plus fluide le matin et les difficultés à s'exprimer plus importantes en fin de journée en raison de la fatigue. On peut résumer en affirmant que plus la situation de communication est complexe ou chargée d'émotion, plus il y a de risque de bégayer.

Parallèlement, la plupart des personnes qui bégaient ont identifié dans leur discours des mots sur lesquels elles sont certaines d'hésiter ou de bloquer. Ainsi, elles ont graduellement développé une peur de ces mots et anticipent de bégayer lors de leur production. Pour éviter les mots difficiles, elles mettent de l'avant des stratégies afin de contourner les difficultés. Elles choisissent de les remplacer par des synonymes ou d'ajouter des petits mots avant de les produire, en ayant recours à ce qu'on appelle des phrases porteuses pour amorcer des segments plus ardus (ex. : « Je veux dire… C'est vrai que… »). Certaines personnes qui bégaient se livrent alors à une gymnastique mentale fastidieuse. À cela s'ajoute le fait d'avoir à dire son nom et de ne pas pouvoir substituer ce mot par un autre lorsque des difficultés surviennent. Cette situation est la source de beaucoup de stress pour plusieurs personnes qui bégaient. Par conséquent, celles-ci buteront davantage au moment de dire leur nom.

Facteurs environnementaux

L'interlocuteur à qui on s'adresse, le nombre d'interlocuteurs, le moment de la journée, les exigences langagières de l'environnement et l'endroit où l'on communique sont autant de variables pouvant moduler le bégaiement. Lorsque l'enfant est exposé à un environnement très stimulant (lors d'un anniversaire, au parc, avec un groupe d'amis, etc.) ou lorsqu'il y a une certaine pression temporelle pour parler (interlocuteurs pressés ou qui coupent la parole), il est susceptible de bégayer davantage. S'il reçoit plusieurs informations en même temps, parler devient alors plus difficile et peut entraîner plus de disfluidités. Un changement dans la routine ou des événements plus marquants de la vie (retrait de la sucette, acquisition de la propreté, déménagement, séparation des parents, décès, entrée à l'école, etc.) peuvent aussi avoir un impact sur l'expression de l'enfant et aggraver les disfluidités.

Quels sont les facteurs de récupération naturelle ?

Il a été mentionné précédemment que parmi les enfants qui bégaient, plusieurs retrouveront naturellement une parole fluide dans les mois suivant l'apparition du bégaiement. Par contre, près d'un enfant sur trois présentera un bégaiement persistant et aura besoin d'un coup de pouce en orthophonie pour être à l'aise dans la communication et s'exprimer plus fluidement. Les orthophonistes ne disposent pas d'une boule de cristal permettant de savoir assurément quels enfants auront un bégaiement persistant et lesquels présenteront un bégaiement transitoire. Néanmoins, certains critères nous permettent d'estimer les chances qu'a l'enfant de récupérer et s'il doit consulter en orthophonie.

Le taux de récupération naturelle ou spontanée (certains parlent d'une « guérison », mais nous jugeons le terme inadéquat puisque le bégaiement n'est pas une maladie) est maximal chez les enfants ayant commencé à bégayer avant l'âge de 3 ans et n'ayant pas de prédispositions familiales au bégaiement. Ce phénomène survient plus fréquemment chez les filles. Les enfants qui présentent un bégaiement accompagné de mouvements associés verront ces derniers disparaître naturellement dans la plupart des cas, tout comme le bégaiement, qui n'est persistant que chez 30 % d'entre eux.

Le tableau 1.2 résume les facteurs de récupération naturelle et les facteurs de persistance. Il faut comprendre que les facteurs de risque doivent être considérés dans leur ensemble et non isolément. Ainsi, le fait d'être un garçon n'implique pas que le bégaiement persistera systématiquement. C'est simplement un facteur parmi d'autres qui augmente le risque de persistance. Toutefois, un garçon qui présente un bégaiement apparu après l'âge de 3 ans et dont un des membres de la famille bégaie a un haut risque de persistance. Bien que la conscience du bégaiement et les réactions émotives ne forment pas un facteur de risque de persistance en soi, il est tout à fait possible qu'une forte réaction interfère avec le potentiel de récupération. Il est aussi surprenant de savoir que la sévérité initiale n'est pas un signe de prédiction, même s'il y a présence de blocages et de prolongements de sons.

Tableau 1.2 | Facteurs de récupération naturelle et facteurs de persistance du bégaiement

	Facteurs de récupération naturelle	Facteurs de persistance
Sexe de l'enfant	› Les filles ont plus de chances de récupérer, et ce, plus rapidement.	› Les garçons ont plus de risques de voir leur bégaiement persister. S'il n'y a pas d'amélioration de la fluidité pour une fille dans l'année, il y a augmentation du risque de bégaiement persistant.

Âge d'apparition du bégaiement	› Avant l'âge de 3 ans.	› Après l'âge de 3 ans. › L'apparition tardive (4 ou 5 ans) est associée à la persistance, à une plus grande conscience et à plus de réactions émotives.
Antécédents familiaux (histoire familiale de bégaiement)	› Aucun autre membre de la famille ne présente un bégaiement persistant. › S'il y a eu récupération spontanée dans la parenté, l'enfant a 65 % de chances de récupérer.	› Un autre membre ou d'autres membres de la famille présente(nt) un bégaiement persistant. › S'il y a du bégaiement persistant dans la parenté, l'enfant a 65 % de chances de continuer à bégayer aussi.
Durée écoulée depuis l'apparition du bégaiement	› Moins de six mois.	› Plus de six mois.
Mouvements de la tête et du cou	› Pas un signe de persistance lors de l'apparition.	› Facteur de risque un an après l'apparition du bégaiement s'il n'y a pas de diminution.
Sévérité du bégaiement	› La tendance à la baisse des disfluidités typiques du bégaiement pendant la première année est un signe fort de récupération. La diminution du nombre de réitérations est également un signe favorable.	› Stagnation ou augmentation des disfluidités typiques du bégaiement, augmentation de la sévérité du bégaiement : plus de réitérations lors de répétitions de mots ou de parties de mots, plus de blocages et/ou de prolongements de sons. Si le bégaiement est sévère un an après l'apparition, c'est un facteur de risque.

Quand consulter une orthophoniste ?

Vous pensez que votre enfant bégaie ? Pas de panique et, surtout, évitez de dramatiser ! Nous avons vu que pour plusieurs jeunes enfants, la situation se résorbera naturellement sans intervention, ce qui s'avère une bonne nouvelle. De plus, nous verrons au chapitre 5 que le bégaiement persistant se traite le plus souvent très bien en orthophonie à l'âge préscolaire.

Mais attention, cela ne veut pas dire de prendre le trouble de la parole de votre enfant à la légère. Malheureusement, encore aujourd'hui, de nombreux parents tardent à consulter en orthophonie en tenant pour acquis que le problème finira par passer, une croyance véhiculée même par certains pédiatres. Les parents se font parfois dire par des personnes de leur entourage bien intentionnées : « Il (l'enfant) ne bégaie pas, il accroche juste un peu. » Ce n'est pas toujours vrai. Il est important d'intervenir de manière précoce, car un enfant rééduqué tôt a de grandes chances de voir son bégaiement disparaître dans les mois qui suivent le début de sa prise en charge.

La première chose à faire comme parent est de demeurer attentif aux interruptions du rythme de la parole de votre enfant. Observez le type de disfluidités qu'il produit, leur fréquence, les situations lors desquelles elles se produisent et la réaction de votre enfant. Notez-vous de la tension musculaire ou des mouvements associés ? Est-ce que les disfluidités durent plusieurs secondes ? Est-ce que le trouble semble être plus important depuis l'apparition du problème ? Selon les facteurs énoncés dans le tableau 1.2, votre enfant a-t-il des chances de récupérer naturellement ou présente-t-il davantage de critères de persistance du bégaiement ?

Konrad

Les parents de Konrad, qui vient tout juste d'avoir 7 ans, sont toujours étonnés par les variations dans la parole de leur fils. Lors de sa fête d'anniversaire, il bégayait beaucoup en présence de ses amis et de ses grands-parents, qu'il n'a pas la chance de voir souvent. Il y avait longtemps que la famille n'avait pas entendu d'aussi longs blocages et d'aussi nombreuses répétitions en début de phrases. La dernière fois remonte aux dernières vacances estivales, quand la famille a voyagé au Costa Rica pendant trois semaines. Même son enseignant rapportait récemment que Konrad avait une parole assez fluide en classe et qu'il participait activement aux discussions malgré ses moments de bégaiement. Les parents ne savent pas quoi penser et leurs nombreuses tentatives d'aider eux-mêmes leur fils (ils lui disent de parler plus lentement, de prendre son temps, de s'arrêter lorsqu'il bloque et de recommencer sa phrase) ont toutes échoué.

Suivez votre intuition. La plupart des parents savent très bien si la parole de leur enfant est normale ou non. Des éléments peuvent tout de même vous aider à prendre une décision éclairée, à savoir si vous devriez prendre rendez-vous avec une orthophoniste sans tarder. Des chercheurs suggèrent d'attendre au maximum de neuf à douze mois avant de consulter. Selon eux, il n'y aurait pas de relation significative entre le temps d'attente pour une prise en charge à la suite de l'apparition du bégaiement et la durée de thérapie nécessaire pour atteindre un objectif. C'est un élément rassurant. Toutefois, au-delà d'une période de douze mois, l'enfant peut développer des réactions négatives ou de l'anxiété, ce qui risque d'aggraver le problème. Un enfant âgé de 4 ans ou plus devrait être pris en charge sans attendre, car les chances de récupération s'amenuisent et les risques de conséquences augmentent à cet âge. Il faut tenir compte des facteurs de risque dans la prise de décision.

Malik et Maya

Est-ce que les enfants suivants devraient être pris en charge en orthophonie?

Malik a 5 ans et 10 mois. Il bégaie depuis environ un an et demi. Son bégaiement oscille présentement entre léger et modéré. Depuis quatre mois, ses parents ont noté une légère augmentation des disfluidités, avec plus de blocages et de répétitions de parties de mots. Voilà trois mois qu'il a commencé la maternelle. Son grand-père bégayait.

Réponse : Malik bénéficierait d'un suivi en orthophonie, car il présente plusieurs facteurs de risque pour la persistance du bégaiement : c'est un garçon, son bégaiement est apparu après l'âge de 4 ans et dure depuis plus de six mois, la sévérité de son bégaiement a augmenté dans le temps, il a commencé l'école et il a des antécédents familiaux de bégaiement persistant.

Maya a 3 ans et 2 mois. Son bégaiement est apparu il y a trois mois. Lorsqu'il a commencé, on observait de cinq à sept réitérations lors des répétitions. Actuellement, il lui arrive de bloquer avec de la tension, de prolonger les sons et de répéter des mots d'une syllabe, avec deux ou trois réitérations. Toutefois, elle a des épisodes sans bégaiement et ne donne plus de coups de tête comme elle le faisait auparavant. Personne ne bégaie dans sa famille.

Réponse : Les parents de Maya pourraient encore attendre avant de consulter une orthophoniste, et ce, pour plusieurs raisons : Maya est une fille, elle bégaie depuis moins de six mois, la sévérité de son bégaiement et des mouvements associés (coups de tête) a diminué depuis leur apparition, au point où elle peut parler fluidement durant des périodes de temps prolongées. De plus, il n'y a aucun antécédent familial.

Voici les signaux d'alarme à prendre en considération *(résumés au tableau 1.3)* et qui devraient vous amener à rencontrer une orthophoniste dans les plus brefs délais :

› Vous avez un historique familial de bégaiement persistant. Une ou plusieurs personnes dans la famille bégaient depuis plusieurs années (prédisposition génétique).
› Le bégaiement devient plus sévère au fil des mois suivant son apparition.
› Il y a présence d'émotions négatives chez votre enfant. Il semble dérangé ou complexé par sa parole, exprime qu'il est difficile pour lui de sortir les mots. Il a de la peine, se met en colère, se replie sur lui-même et abandonne parfois l'échange, ne finissant pas ce qu'il veut dire à cause de son bégaiement. Il évite de parler dans certaines situations.

- Les disfluidités de votre enfant sont beaucoup plus fréquentes que chez les autres enfants du même âge.
- Votre enfant donne l'impression de lutter contre les mots, de faire de gros efforts pour parler en crispant son visage ou en ayant des tics musculaires. Il peut répéter des portions de mots (par exemple « ma-ma-ma-maman »), des syllabes, des sons et/ou allonger démesurément certains sons.
- Votre enfant fuit l'interlocuteur du regard, cligne des yeux, donne des coups de tête, de bras ou d'autres membres de son corps au moment de bégayer. La situation persiste au-delà d'une période de six mois ou votre enfant bégaie toujours alors qu'il est entré à l'école. Le bégaiement disparaît rarement de façon spontanée à cet âge.
- Finalement, à partir du moment où la situation vous inquiète, il est souhaitable de consulter en orthophonie pour en avoir le cœur net ! Le meilleur moyen d'évaluer et de traiter le bégaiement de votre enfant est de l'emmener voir l'orthophoniste.

Tableau 1.3 | Reconnaître le bégaiement et ses signaux d'alarme

Caractéristiques du bégaiement	Signes de consultation rapide
J'essaie de parler, mais les sons ne sortent pas de ma bouche (blocages).	Mon bégaiement devient plus important au fil des mois suivant son apparition.
Je répète beaucoup les sons ou les mots.	Je pleure, je me fâche, je m'isole ou je refuse de parler à cause de mon bégaiement.
Je semble forcer en parlant.	Une ou quelques personnes de ma famille bégaie(nt) depuis plusieurs années (prédisposition génétique de bégaiement persistant).
Je fais des gestes pendant que je bégaie (ex. : clignement des yeux, mouvements de tête, de bras, de pied).	

L'orthophoniste peut intervenir sur le bégaiement d'un enfant dès l'âge de 3 ans ou 3 ans et demi en travaillant de concert avec les parents pour rendre sa parole plus fluide. Les parents sont invités à participer activement au traitement, comme nous le verrons au chapitre 5. Avant l'âge de 3 ans, l'orthophoniste interviendra davantage auprès des parents que de l'enfant lui-même en leur fournissant des conseils et des stratégies générales favorisant la fluidité. Ceux-ci seront traités au chapitre 6.

En attendant votre première visite chez l'orthophoniste et afin d'éviter d'empirer la situation, nous vous invitons à mettre en pratique les conseils fournis au dernier chapitre de ce livre, à la page 149, et à demander à votre entourage et aux personnes significatives que votre enfant côtoie de faire la même chose.

Un petit plus

Il existe plusieurs films ayant pour thème le bégaiement et pouvant encourager, voire inspirer une personne qui bégaie en lui montrant qu'il est possible de surmonter son trouble de la parole. Pensons au film *Le discours du roi*[3] avec Colin Firth et Helena Bonham Carter, gagnant de nombreux prix dont l'Oscar du meilleur film et du meilleur acteur (2011), ou *The Way We Talk*[4], un documentaire de Michael Turner, une personne qui bégaie. Nous attendons avec impatience la sortie du film *My Beautiful Stutter*[5] en 2018 ! Ce film raconte le parcours de cinq jeunes Américains âgés de 9 à 18 ans qui suivent un programme d'ateliers artistiques au sein de l'Association SAY (Stuttering Association for the Young, dans la ville de New York). Après des années d'intimidation et de stigmatisation — et de pensées suicidaires pour certains —, ils vivent une véritable transformation dans leur cheminement vers l'acceptation de leur trouble. Les enfants ne sont pas en reste grâce au film *The Dragon's Scale*[6], un court-métrage fantastique (10 minutes) relatant l'histoire d'un jeune garçon en quête de fluidité.

3. www.kingsspeech.com/
4. http://www.thewaywetalk.org/
5. www.mybeautifulstutter.com
6. https://vimeo.com/208408397

Chapitre 2

MYTHES ET RÉALITÉS
au sujet du bégaiement

« Tout comme il faut être deux pour danser le tango,
il faut être deux pour bégayer. »

Joseph Sheehan

« Mon enfant bégaie, car il a eu un choc émotif quand son frère est né », « Mon enfant bégaie parce qu'il est timide et manque de confiance en lui »... Les idées reçues entourant le bégaiement foisonnent depuis des siècles. Mon expérience d'orthophoniste clinicienne de même que les témoignages des gens sur le Web m'amènent à constater que les mythes concernant le bégaiement sont coriaces et persistent dans le temps malgré l'absence de données scientifiques et de cas vécus qui les soutiennent. Ces mythes reflètent les questions et les craintes qui sont le plus fréquemment abordées par les parents de même que par les éducateurs, les enseignants et les professionnels de la santé. Dans ce chapitre, je vous invite à tester vos connaissances sur le bégaiement !

Un petit plus

De l'époque d'Aristote jusqu'au début du xxe siècle, on croyait à tort que le bégaiement était lié à une anomalie de la structure ou du fonctionnement de la langue. C'est ainsi qu'au xixe siècle, le médecin français Jean Itard recommandait la pose d'une prothèse pour soutenir la langue. Vers la même époque, le chirurgien allemand Johann Friedrich Dieffenbach suggérait quant à lui de retirer un morceau triangulaire de la base de la langue (le filet de la langue ou frein lingual) pour que la personne cesse de bégayer. Au début du xxe siècle, certains chirurgiens se risquaient même à sectionner le nerf hypoglosse ou à percer la langue de leur patient avec des aiguilles chaudes!

Le bégaiement peut-il être causé par un événement marquant ou traumatisant durant l'enfance?

Aucune étude n'a démontré à ce jour qu'un divorce, la naissance d'un frère ou d'une sœur, de piètres habiletés parentales, un déménagement ou tout autre changement draconien survenu dans la vie de l'enfant peut causer le bégaiement. Comment expliquer alors que certaines personnes aux prises avec ce problème soient en mesure d'identifier un événement marquant de leur vie qui coïncide avec le début du bégaiement? C'est que ces événements heureux ou malheureux peuvent agir à titre de déclencheur ou aggraver le bégaiement déjà présent sous une forme latente en interférant avec un système de parole plus fragile. Autrement dit, ces facteurs précipitants peuvent faire en sorte que la prédisposition génétique devienne apparente dans la parole. Souvent, le bégaiement est présent bien avant, mais le premier stade d'apparition passe inaperçu pour plusieurs. Sans cet événement, l'enfant aurait sans doute commencé à bégayer à un autre moment de sa vie puisque c'était inscrit dans ses gènes dès sa naissance. À la base, l'anatomie et la physiologie du cerveau de l'enfant présentent des fragilités entraînant une difficulté à synchroniser les mécanismes impliqués dans la production de la parole.

En somme, le bégaiement développemental ne peut en aucun cas être réduit à de l'anxiété, à un traumatisme ou à un trouble d'ordre psychologique. On ne retrouve d'ailleurs pas plus de personnes qui bégaient parmi les victimes de violence physique, de névroses ou d'autres types de problèmes, contrairement à ce qui est sous-entendu dans le long-métrage *Le discours du roi*. En effet, au fil des confessions du futur roi George VI à l'orthophoniste à qui il fait appel pour traiter son problème de bégaiement, on comprend que celui-ci a pu être causé par une série d'événements traumatisants subis dans sa jeunesse. Il est important de mettre les choses au clair, car cette conception erronée du bégaiement lui attribue un aspect réversible, c'est-à-dire la possibilité d'en « guérir ». Si l'on en croit cette vision du problème, il incombe à la personne qui bégaie de mieux gérer son stress et de contrôler ses pensées, et si elle persiste à bégayer, c'est qu'elle ne travaille pas assez fort sur ses difficultés d'élocution. Pour cette raison, trop de personnes qui bégaient ressentent de la culpabilité et voient leur estime de soi s'amenuiser. Le bégaiement de nature psychogénique est rarissime : je n'en ai d'ailleurs jamais vu dans ma carrière, sauf dans mes manuels universitaires !

Un petit **plus**

En plus d'être un trouble de la parole, le bégaiement est un problème socio-émotionnel. Les bègues ont souvent une grande peur de parler, éprouvent une frustration répétée lorsqu'ils tentent de communiquer et se disent insatisfaits d'eux-mêmes. Toutefois, ils ne sont pas plus névrosés que les non-bègues, comme on a pu le croire autrefois. Ils ne font que réagir normalement au stress engendré par leur trouble de communication.

Précisons que la réaction de l'entourage et la durée du vécu avec le bégaiement peuvent avoir un impact considérable sur les émotions ressenties *(rappelez-vous l'analogie de l'iceberg, mentionnée à la page 37)*. Bien que le bégaiement n'ait pas de racines psychologiques, il n'en demeure pas moins que ce trouble d'élocution cause de la peur et de l'anxiété, qui peuvent à leur tour aggraver le problème existant. C'est d'ailleurs ce qui explique que le bégaiement soit plus difficile à traiter chez les adolescents et les adultes. À l'adolescence, beaucoup d'émotions négatives s'accumulent souvent chez ces jeunes personnes, et l'orthophoniste doit s'attarder à les dissiper.

Est-ce ma faute ou celle de mon mari si notre enfant bégaie ?

« Le bégaiement de notre enfant est-il causé par les changements qui ont eu lieu dans notre vie ou par notre horaire chargé ? », « Est-ce que j'ai fait quelque chose de mal ? », « Pourquoi moi, pourquoi nous ? ». Lorsque les parents s'aperçoivent que leur enfant bégaie, ils peuvent se sentir déstabilisés et ne pas savoir quelle attitude adopter. C'est tout à fait compréhensible, particulièrement s'ils ne sont pas familiers avec cette problématique. Trop de parents se culpabilisent pour le bégaiement de leur enfant. Il est cependant inutile de vouloir trouver un coupable, car ce trouble de la parole n'est la faute de personne. La famille, les enfants, les éducateurs en garderie, les enseignants ou toute autre personne que côtoie l'enfant au quotidien n'y sont pour rien. Le bégaiement est là, un point c'est tout!

Le bégaiement peut-il être causé par la gêne ou la peur?

Contrairement aux croyances populaires, le bégaiement n'est pas causé par la gêne, une timidité excessive, un manque d'estime de soi, la nervosité ou un problème affectif. Aucune étude ne permet d'établir un lien causal entre la personnalité, le tempérament ou la sensibilité émotionnelle d'un individu et le bégaiement. Certes, il peut nous arriver à tous de trébucher sur nos mots quand nous sommes intimidés, mais ce n'est pas du bégaiement, tel que défini au chapitre 1. Néanmoins, les émotions sont les véritables chefs d'orchestre du bégaiement. Plus l'enfant éprouve de la peur, de la honte ou de l'anxiété par rapport à son trouble de la parole, plus le problème risque d'augmenter en sévérité.

Les personnes qui bégaient ne vivent pas plus d'émotions que les autres, mais l'émotion vécue, qu'elle soit positive ou négative, déstabilise davantage leur système de parole déjà vulnérable. C'est un peu comme si leur cerveau avait de la difficulté à tout gérer en même temps: la production de la parole et les émotions. Bref, les facteurs émotionnels ne causent pas le bégaiement, mais les aspects psychologiques peuvent aggraver le problème.

Un petit plus

Il n'y a pas plus de personnes gênées parmi les individus qui bégaient que dans la population générale. La gêne qui peut être observée chez certaines personnes qui bégaient serait une réaction normale face à un problème de communication. C'est donc le problème de communication qui causerait la gêne et non l'inverse.

Le bégaiement a-t-il un sexe?

À partir de l'adolescence, ce trouble de la parole touche quatre fois plus de garçons que de filles, et encore aujourd'hui, malheureusement, nous ne savons pas vraiment pourquoi. Aucune hypothèse n'a pu être validée, pas même les facteurs hormonaux.

Les personnes qui bégaient sont-elles moins intelligentes?

Au cours des siècles derniers, les gens ont déjà pensé que ceux qui bégayaient étaient possédés du démon ou qu'ils étaient moins intelligents. Même de nos jours, cette fausse croyance perdure dans certaines régions du globe. Heureusement, les vieux mythes entretenus par la population ont été de plus en plus déconstruits au cours des dernières années: le bégaiement n'a absolument rien à voir avec la santé mentale, l'intelligence ou le quotient intellectuel. Les plus récentes études en neurologie et en génétique estiment que la part de la génétique dans le bégaiement est de 80 %. D'autres travaux mettent en lumière des différences, présentes dès l'enfance, dans les zones du cerveau qui contrôlent la parole entre les personnes qui bégaient et celles qui ne bégaient pas.

Un petit plus

« As-tu oublié ton nom ? » Vous n'imaginez pas à quel point maintes personnes qui bégaient se font poser cette question. C'est parce que le fait de dire leur nom génère chez elles un stress très élevé. Ainsi, parce qu'elles bloquent et que s'installe un silence après la question « Comment tu t'appelles ? » ou « Ton nom ? », on croit à tort qu'elles ont un trou de mémoire. C'est faux. Pour éviter cette situation embarrassante, certains adolescents ou adultes qui bégaient vont jusqu'à opter pour un nom d'emprunt plus facile à dire lorsque le service à la clientèle de certains cafés, restaurants ou commerces leur demande leur nom dans le but de les aviser quand leur commande sera prête ! Des personnes qui bégaient peuvent passer maîtres dans l'art d'éviter des mots ou des sons plus difficiles à exprimer. Par exemple, si leur prénom commence par une consonne qui les fait le plus souvent bloquer, elles peuvent ajouter « C'est » avant de dire leur prénom, ou encore « Je m'appelle… ». Mais le prénom ne peut être changé, à moins de se lancer dans des démarches administratives complexes, fastidieuses et coûteuses, et la difficulté peut devenir frustrante, d'autant plus qu'il faut dire son prénom partout, tout le temps : quand on se présente à des inconnus, lorsqu'on se nomme au téléphone, en prenant un rendez-vous, etc.

Le bégaiement peut-il se guérir ?

Tel que mentionné précédemment, le terme « guérir » ne s'applique pas puisque le bégaiement est un trouble de la parole et non une maladie. Mais le bégaiement peut-il disparaître ? Nous avons déjà vu au chapitre 1 qu'à l'âge préscolaire, le bégaiement est transitoire chez deux enfants sur trois, c'est-à-dire qu'il disparaîtra de lui-même sans intervention. Nous avons également abordé les facteurs ou critères favorables à une récupération naturelle. Pour expliquer ce phénomène, des études se penchent sur la possibilité qu'il n'y ait pas qu'une forme de bégaiement, mais bien plusieurs, notamment un bégaiement de l'enfance, appelé transitoire, et un bégaiement développemental persistant qui, par définition, se poursuit jusqu'à l'âge adulte. Lorsque le problème est établi, un bon traitement orthophonique pour un bégaiement léger ou modéré à l'âge préscolaire ou au début de l'âge scolaire laisse peu de traces du problème, sauf quand l'enfant est fatigué, stressé ou malade. Mentionnons également que le taux de succès est plus élevé avant l'âge de 8 ans. S'il est, encore aujourd'hui, impossible de faire disparaître le bégaiement définitivement malgré les progrès impressionnants des dernières décennies, il est parfaitement possible pour les enfants d'apprendre à le contrôler.

En somme, le bégaiement développemental persistant n'est jamais complètement éliminé, mais il se traite vraiment très bien chez les enfants d'âge préscolaire ou au début de l'âge scolaire. Lorsque ceux-ci sont suivis de manière précoce, le traitement fonctionne pour la majorité d'entre eux. Dans d'autres cas, le problème se règle naturellement sans intervention (bégaiement transitoire). Cependant, à partir de l'adolescence, il est plus exigeant de traiter le bégaiement en raison des émotions négatives qui y sont souvent associées. Bien que des progrès soient tout à fait possibles, la stabilité de la fluidité est difficile à maintenir, et on assiste à plus de rechutes. En effet, le bégaiement peut « partir » et « revenir » quelques fois dans une vie !

Un petit plus

Les résultats de tests d'imagerie cérébrale permettent d'observer que chez les adultes ayant suivi un traitement en orthophonie, une réorganisation sur le plan neurophysiologique s'est produite. Au lieu d'activer davantage l'hémisphère droit, ces personnes activent davantage l'hémisphère gauche après la thérapie. C'est un indice très clair qu'il est possible d'apprendre à parler autrement. L'imagerie cérébrale a toutefois démontré que l'effet bénéfique de ces thérapies s'estompe avec le temps. Un an ou deux après la thérapie, l'hémisphère droit recommence à s'activer plus qu'il ne devrait le faire normalement, ce qui suggère que le naturel revient au galop si un suivi serré et méthodique n'est pas effectué à un rythme régulier.

Le bégaiement peut-il être appris ?

Le bégaiement n'est pas contagieux et ne s'apprend pas par mimétisme, contrairement à l'accent dans une langue. Ainsi, si un enfant bégaie dans la classe de votre enfant, il n'y a aucun risque que ce dernier se mette à bégayer ! Il arrive que les enfants copient le bégaiement d'un autre qui bégaie, davantage par moquerie ou par curiosité. Mais rassurez-vous : on ne commence pas à bégayer en imitant un bégayeur. Des études sur des enfants adoptés révèlent d'ailleurs que le fait d'avoir des parents biologiques ayant un trouble de la parole ou de langage est un facteur de développement de ces problèmes plus important que le fait d'avoir été élevé par des parents ayant ces troubles. Le bégaiement n'est donc pas un trouble appris. Cependant, certaines de ses composantes, comme les mouvements secondaires ou associés — notamment les comportements de fuite et d'évitement — le sont. Ceux-ci se développent avec le temps.

Un petit plus

Plusieurs auteurs ont tenté d'expliquer tant bien que mal le rôle de l'apprentissage dans le développement du bégaiement. Ils mettaient en cause les attitudes et réactions des parents ainsi que les réactions internes de l'enfant ou de l'adulte qui bégaie. Vers les années 1950, on croyait à tort que les parents étaient les premiers responsables du bégaiement de leur enfant. On estimait que l'origine de ce trouble résidait dans l'évaluation erronée de la part des parents, qui percevaient les disfluidités normales de leur enfant (répétitions sans effort de mots, syllabes et sons) comme étant des manifestations de bégaiement et réagissaient négativement à la parole de leur enfant. Ainsi, l'hypothèse était que l'enfant devenait plus anxieux et sensible à ses disfluidités et aux réactions des autres. Le bégaiement était vu comme le produit de l'effort que faisait l'enfant pour éviter ses disfluidités normales. La théorie de Johnson stipulait que les réactions parentales poussaient l'enfant à parler de façon consciente plutôt qu'automatique. On attribue d'ailleurs à Johnson cette phrase célèbre: « Le bégaiement commence non pas dans la bouche de l'enfant, mais dans l'oreille du parent. » Ce n'est que vers la moitié du XXe siècle que les théories ont commencé à tenir compte de l'interaction du locuteur, de l'environnement et des aspects psychosociaux dans l'évolution du bégaiement. L'intérêt pour la génétique du bégaiement, quant à lui, n'a débuté que vers les années 1970, et n'a pris un véritable essor que dans les années 2000. Le bégaiement demeure l'objet de nombreuses études scientifiques, car il n'est pas encore entièrement résolu.

N'est-ce pas tout le monde qui bégaie ? Quand je suis nerveux ou fatigué, je bafouille aussi !

Il nous arrive à tous de bafouiller, de chercher davantage nos mots et d'avoir une parole moins fluide sous l'effet de la fatigue, de la gêne ou de la nervosité, ou encore quand nous parlons une langue étrangère. Mais ce n'est pas du bégaiement, tel que défini au chapitre 1. Le terme « bégaiement » réfère à un problème plus important, plus étendu, impliquant divers aspects (physiologie, émotions, pensées, aspects sociaux) et qui persiste dans le temps. Les statistiques révèlent que 1 % de la population adulte bégaie, ce qui signifie que 99 % des adultes ne présentent pas ce trouble de la parole qui ne peut en aucun cas être réduit à une situation passagère. Les personnes qui bégaient savent très bien ce qu'elles veulent dire et leurs propos sont impeccables dans leur tête ; elles ne cherchent pas leurs mots. C'est au moment de sortir les mots que les embûches se manifestent. Les personnes qui bégaient peuvent avoir de la difficulté à exprimer des choses très simples à dire pour le commun des mortels, comme décliner leur propre prénom (un cauchemar pour plusieurs personnes qui bégaient), parler au téléphone ou commander un repas dans un restaurant. Nous verrons au chapitre 3 les nombreux impacts du bégaiement dans la vie des enfants, des adolescents et de leur entourage.

Un petit plus

Certains adultes qui bégaient ont développé des techniques pour éviter de bégayer ou pour se sortir d'un moment de bégaiement, entre autres en pensant toujours à ce qu'ils veulent dire avant de produire les mots. Imaginez l'effort cognitif requis pour toujours avoir une longueur d'avance sur ce qui doit être dit ! Certains d'entre eux se sentent très fatigués à la fin d'une journée à cause de l'effort mental et physique qu'ils ont dû déployer pour parler. Même les personnes qui bégaient très légèrement peuvent en souffrir énormément à cause du travail requis pour éviter de bégayer. Il est important de prendre conscience que ces personnes bégaient même si nous ne les entendons pas ou très peu bégayer. Ce serait une grave erreur de penser qu'ils dramatisent et n'ont pas de véritable problème de fluidité.

Le bégaiement n'est-il pas parfaitement normal jusqu'à l'âge de 4 ou 5 ans?

Selon les plus récents travaux de recherche, jusqu'à 10 % des enfants présentent un bégaiement à l'âge préscolaire et la majorité d'entre eux s'en sortent sans difficulté. Mais attention! Cela ne veut pas dire qu'il n'y a rien à faire avant l'âge de 5 ans, bien au contraire! C'est à l'âge préscolaire que le bégaiement se traite le plus facilement et que le pronostic est le plus favorable. Ce trouble d'élocution ne fait pas partie du développement normal de la communication, même si plusieurs enfants retrouveront une parole fluide sans consulter en orthophonie. C'est pourquoi les médecins, particulièrement les pédiatres, ont un rôle clé à jouer dans le dépistage et l'orientation des familles dont l'enfant présente des défis sur le plan de la communication. On ne peut savoir à l'avance avec certitude quel enfant présentera un bégaiement persistant et pour qui des interventions en orthophonie seront nécessaires.

Punir mon enfant quand il bégaie peut-il aider à diminuer son bégaiement?

Bégayer n'est pas un comportement qui est bien ou mal, alors il ne sert à rien de punir l'enfant à cause de cela. C'est même une très mauvaise idée, car l'enfant perdra le désir de communiquer avec son entourage, ou du moins en présence de l'adulte qui donne la punition, par crainte de bégayer à nouveau et d'être puni. L'enfant qui bégaie n'a pas choisi de devenir bègue, ce n'est pas sa faute. Certains parents, à la lecture de ce passage, seront probablement surpris de savoir qu'il puisse venir en tête à des adultes de punir un enfant parce qu'il bégaie, mais cette façon de réagir fait partie de la réalité, et pas seulement dans les pays en voie de développement. Ici même, au Québec, j'ai pu constater en tant qu'orthophoniste clinicienne que le bégaiement a parfois amené des enfants à échouer leur exposé oral à l'école, alors qu'ils avaient bien préparé leur travail et que le contenu était recherché et original. Faire échouer un élève en raison de son bégaiement constitue une forme de punition.

Mieux vaut une communication authentique et une attitude d'ouverture de la part de l'entourage de l'enfant. Le fait de lire ce livre pour vous informer est un pas dans la bonne direction!

Est-ce qu'on bégaie de la même façon dans toutes les langues?

Peu importe la langue, les moments de bégaiement peuvent se manifester sous forme de blocages, de répétitions de sons, de syllabes ou de mots, de prolongements de sons, d'ajouts de mots superflus, et être accompagnés de tension musculaire ou de mouvements associés. Toutefois, les personnes bilingues qui bégaient vont parfois bégayer davantage dans une langue que dans l'autre, et ce, pour différentes raisons. Le plus souvent, une personne est plus à l'aise de communiquer dans l'une de ses langues en fonction du contexte ou de l'interlocuteur. Si la personne s'exprime plus dans une langue que dans l'autre, il y a fort à parier qu'elle bégaiera également davantage dans cette langue, pour la simple et bonne raison qu'en exprimant des énoncés plus longs, élaborés et complexes, elle risque plus de bégayer que dans une phrase plus courte. Par ailleurs, si elle a tendance à bégayer davantage sur un son en particulier et que ce son ne se trouve pas, ou qu'il se retrouve moins fréquemment, dans l'une de ses langues, elle pourra avoir une parole plus fluide dans cette langue. Bref, il n'y a pas de réponse unique à cette question, sinon que « ça dépend! ».

Est-il vrai qu'une personne ne bégaie pas lorsqu'elle chante ?

Tout à fait ! C'est l'un des phénomènes étranges du bégaiement. Le chant sollicite une autre région du cerveau. Il en est de même pour ce qu'on apprend par cœur. Ainsi, les personnes qui bégaient ont généralement une parole fluide quand elles récitent un texte appris par cœur ou une séquence familière, comme les jours de la semaine ou les mois de l'année. En outre, pour une raison qui n'a pas encore été entièrement élucidée, plusieurs d'entre elles ne bégaient pas ou bégaient considérablement moins quand elles parlent seules, lorsqu'elles chuchotent, parlent à un enfant plus jeune, à un animal, en lisant à l'unisson avec une autre personne, en changeant leur voix, en jouant le rôle d'un personnage, en suivant un rythme, en parlant dans une autre langue, en écrivant en même temps, en jurant ou en parlant sous l'effet de la colère. Ce que nous savons, c'est que dans ces conditions, la physiologie de la parole est différente, facilitant ainsi la coordination des muscles de la parole, et que les contraintes communicatives sont moindres.

Chapitre 3

IMPACTS du bégaiement

« J'aimerais dire à tous les petits culs qui bégaient de ne pas s'enfermer dans le silence. Bien sûr, il y aura toujours des cons pour rire de vous. Mais c'est pas grave. Eux n'expriment que leur bêtise. Vous, vous avez de belles choses à dire. Et ce n'est pas parce qu'elles prennent plus de temps à être transmises que vous devez les taire. Aristote, Isaac Newton, Jean-Jacques Rousseau, Winston Churchill, Albert Einstein bégayaient, et ils ont tous été entendus. Pour le bien de tous. Alors, parlez-nous. Pour le bien de vous. Pour le bien de nous. »

Stéphane Laporte

Quels sont les effets du bégaiement sur le parcours scolaire et la vie sociale d'un enfant ou d'un adolescent ? La réponse varie selon la personnalité de l'individu, les outils ou stratégies dont il dispose, le milieu dans lequel il évolue, le regard des autres et les exigences qu'il a par rapport à sa propre parole.

Un petit plus

Dans certains cas extrêmes, le bégayeur va jusqu'à voir son bégaiement influencer le nom donné à sa progéniture. En effet, il arrive que lorsqu'un des deux parents ou que les deux parents bégaient, le nom des enfants soit choisi de façon à ne pas contenir de sons plus difficiles à produire. En outre, certaines personnes réussissent à cacher leur bégaiement à leur conjoint et à leurs enfants pendant plusieurs années en ne parlant qu'au minimum (car elles préfèrent paraître comme des personnes réservées plutôt que montrer qu'elles bégaient). On les appelle des « bègues masqués ». J'ai moi-même rencontré à quelques reprises des adultes qui ont été contraints de réorienter leur carrière en raison d'une expulsion de leur programme universitaire ou de l'échec d'un stage de fin d'études à cause de leur bégaiement.

J'ai régulièrement été amenée à intervenir auprès de patients de tous les âges et issus de différentes communautés culturelles qui présentaient un bégaiement. Mon expérience et la littérature démontrent que plus l'enfant avance en âge, plus le bégaiement tend à avoir des impacts importants dans sa vie s'il ne reçoit pas d'aide. L'enfant d'âge préscolaire apparaît rarement incommodé par son bégaiement, même lorsque celui-ci s'aggrave. On pourrait même dire que bien souvent, à cet âge, les parents sont davantage préoccupés que l'enfant lui-même! Toutefois, l'enfant d'âge scolaire qui doit présenter des exposés oraux en classe, l'adolescent qui prend part à de nombreuses activités sociales en groupe ou encore l'adulte qui doit interagir fréquemment avec la clientèle dans le cadre de son emploi sont, de façon générale, plus complexés par leur bégaiement.

Aya

Aya bégaie depuis l'âge de 5 ans. Son père, son grand-père et plusieurs oncles et cousins du côté paternel bégaient aussi et n'ont jamais reçu de traitement en orthophonie. Aya, aujourd'hui âgée de 9 ans, est en troisième année. Lors de son dernier exposé oral, elle a eu plusieurs blocages silencieux d'une durée s'étalant parfois jusqu'à 7 secondes. Trois camarades de sa classe se sont mis à rire et à l'imiter, ce qui a amené M. Stéphane, son enseignant, à intervenir pour qu'ils cessent leur mesquinerie. Mais le mal était fait. Aya s'est mise à pleurer et n'a pas voulu terminer sa présentation, malgré les encouragements de M. Stéphane. Après cet incident, le professeur a discuté avec Aya en privé afin de lui offrir la possibilité de terminer son exposé devant lui seul. Il a également contacté les parents de la fillette pour les informer de la situation, connaître leur point de vue et vérifier s'ils consentaient à ce que l'orthophoniste de l'école, à défaut de pouvoir lui offrir un suivi régulier à long terme, puisse tout de même lui fournir quelques conseils et éventuellement, si Aya était d'accord, animer une activité en classe sur le bégaiement afin que les autres élèves sachent comment réagir et aider Aya à leur manière.

Situations de handicap vécues dans la vie quotidienne

Les enfants qui bégaient sont susceptibles de vivre maintes situations de handicap dans la vie de tous les jours. Plusieurs d'entre eux ont du mal à amorcer des échanges, tant avec des personnes familières qu'avec des inconnus, pas nécessairement parce que les mots se bousculent à la sortie, mais en raison des comportements d'évitement développés à la suite d'expériences négatives répétées en situation de communication. En effet, les enfants ou les adolescents qui bégaient depuis plusieurs années ont souvent vécu des échecs lors de leurs échanges avec les autres. Ils ont possiblement été la risée de leur classe ou ont subi les moqueries de leurs pairs à cause de leur difficulté à parler de manière fluide. On les a interrompus dans des mouvements d'impatience, face à des blocages ou des moments de silence, et ils n'ont pu terminer d'exprimer leurs idées. Ils ont fait face à des regards perplexes de la part de leurs interlocuteurs, ou encore on les a fuis du regard en raison d'un important malaise lors d'un moment de bégaiement plus saillant. Les personnes qui bégaient affrontent une panoplie de bris de communication et de préjugés au quotidien. On leur colle injustement des étiquettes :

excessivement timide, anxieux, enfant qui veut parler trop vite, manque de vocabulaire, trouble de langage... L'accumulation de situations d'échec et de commentaires clichés de la part de leurs partenaires de conversation les amène souvent à éviter de parler dans les contextes plus propices à l'augmentation de leur bégaiement. Il va sans dire que la socialisation s'en trouve affectée et qu'il peut devenir difficile pour eux de se faire des amis.

Émile

Émile, 4 ans, fréquente un centre de la petite enfance à temps plein. Il bégaie depuis l'âge de 3 ans et ses disfluidités se manifestent surtout par des répétitions de parties de mots, avec deux à cinq réitérations. Son éducatrice à la garderie remarque que le bégaiement s'accentue au retour d'une sortie au parc, lors d'un conflit avec un camarade ou un peu avant la sieste, quand Émile commence à s'endormir. Même dans les moins bonnes journées sur le plan de la fluidité, l'enfant ne semble pas du tout préoccupé par sa parole. C'est un petit garçon enjoué, sociable et qui placote volontiers lors des causeries. Même si Émile ne s'en plaint pas, ses parents craignent que son bégaiement lui porte préjudice et suscite des moqueries de la part des autres enfants de son groupe. Dans un but préventif et pour obtenir des conseils, ils ont pris rendez-vous avec une orthophoniste et sont en attente d'une première consultation dans deux semaines.

Les enfants et adolescents qui bégaient vivent couramment des émotions négatives en raison de leur trouble de la parole : faible estime de soi, peur, tristesse, honte, anxiété... Ils trouvent difficile de donner une bonne impression quand ils parlent, de regarder l'auditoire quand ils s'adressent à un groupe, de poser une question ou d'émettre un commentaire, de bien s'intégrer à un groupe ou de se présenter à une autre personne pour engager la conversation. Certains adolescents voient leur choix d'amis, leur choix de carrière ou leur choix de cours influencés par le bégaiement parce qu'ils sont gênés par leur manière de parler. Ils trouvent pénible d'affronter la plupart des situations où ils doivent s'exprimer et sont nerveux à la simple idée de prendre la parole. Par ailleurs, ils développent souvent des comportements d'anticipation, sachant que des sons et des mots vont provoquer davantage de bégaiement. Ils remplaceront donc volontairement des mots plus difficiles par des synonymes (même si ceux-ci expriment moins bien leur pensée) ou parleront moins. Malheureusement, ces émotions et comportements d'évitement ou d'anticipation influencent négativement le bégaiement à leur tour et en augmentent les manifestations. Comme nous l'avons déjà mentionné, l'émotion ne cause pas le bégaiement, mais peut certainement l'aggraver *(voir la figure 3.1)*.

Figure 3.1 | Influence des expériences de communication négatives et des attitudes défavorables sur le bégaiement

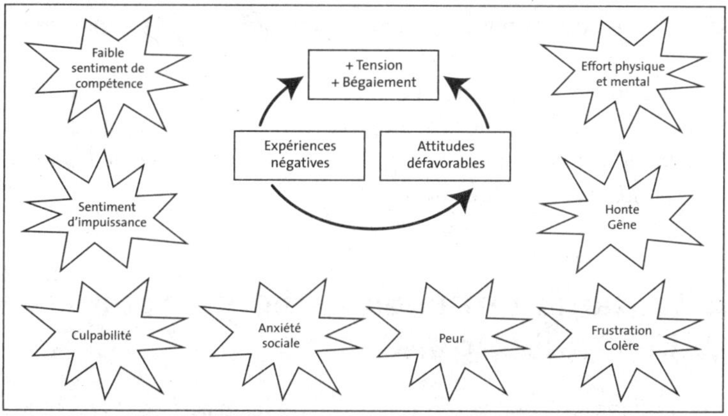

Certaines situations de communication sont plus problématiques pour la plupart des personnes qui bégaient : parler en groupe, entamer un échange avec un inconnu ou s'adresser à quelqu'un qui est en position d'autorité (par exemple, l'enfant peut bégayer davantage quand il parle à son enseignant qu'à un ami dans la cour d'école), dire son nom, poser une question, commander au restaurant et parler au téléphone. Par ailleurs, certains jeunes n'oseront pas parler ouvertement de leur parole avec leurs parents.

Au restaurant, il arrive que certaines personnes qui bégaient choisissent délibérément de commander un repas dont le nom est plus simple à prononcer plutôt que d'opter pour ce qu'elles désirent réellement manger par peur de bégayer sur un son jugé plus difficile. Ainsi, si les consonnes occlusives, c'est-à-dire qui bloquent le passage de l'air (ex. : /k//g//p//b//t//d/) sont plus difficiles à dire de manière fluide. Un bègue pourrait se restreindre à une crème glacée à la vanille plutôt que de commander la saveur chocolatée (à cause du son /k/ dans « chocolat », qui risque de sortir « choco-co-co-co-colat ».

Au téléphone, la personne qui bégaie n'a que sa voix pour communiquer, contrairement aux échanges en personne où le non-verbal entre en jeu. Elle ne peut compenser les moments de silence, les répétitions ou les prolongements de sons par sa prestance. Toute l'attention est portée sur sa parole. Parler au téléphone peut alors devenir difficile, surtout si l'interlocuteur manifeste de l'impatience lors des moments de bégaiement. Croyez-le ou non, il arrive que ce dernier raccroche la ligne au nez de la personne qui bégaie!

Situations difficiles à l'école pour l'élève qui bégaie

Le bégaiement est peu reconnu dans le milieu scolaire et les situations où les enfants sont encouragés à (ou doivent) prendre la parole en classe sont multiples : lecture à voix haute devant le groupe, réunions ou travaux d'équipe, présentations orales, participation aux échanges, questions surprises, etc. Et qui dit « prendre la parole en classe » dit « situation stressante et désagréable » pour plusieurs enfants et adolescents qui bégaient. Je ne compte plus le nombre de fois où de jeunes patients qui bégaient m'ont dit détester devoir lire à voix haute devant toute la classe ou voir venir avec une immense appréhension les exposés oraux. Il arrive même que certains enfants feignent de devoir se rendre aux toilettes juste avant leur tour de parole, ou pire, qu'ils s'absentent volontairement la journée d'une présentation en classe pour éviter de devoir s'exprimer en public et avoir l'option de reprendre l'exposé devant l'enseignant uniquement. Même s'ils connaissent la bonne réponse ou s'ils ont des éléments pertinents à apporter pour enrichir la discussion, beaucoup d'enfants qui bégaient s'abstiennent d'intervenir devant leur groupe par peur de parler et de se mettre à bégayer devant toute la classe. La relation avec les pairs et l'enseignant peut alors s'en trouver négativement affectée. L'enfant à qui l'enseignant a posé une question à l'improviste devant toute la classe est susceptible de voir son bégaiement augmenter quand il tentera de répondre, à cause de la vulnérabilité de son système de parole qui réagit à l'effet de surprise. Il en va de même pour l'enfant qui revient de son cours d'éducation physique ou de la récréation. L'excitation peut faire augmenter les bosses (ou accrochages) dans sa parole.

À noter...

Le bégaiement n'est pas un trouble d'apprentissage ou un trouble de langage. Néanmoins, ce trouble de la parole peut certainement influencer négativement les apprentissages scolaires. Un enfant qui évite de poser des questions, qui perd des occasions de s'exprimer ou de participer en classe en raison de comportements d'évitement, qui prend peu sa place sur le plan verbal dans les travaux d'équipe, qui est injustement noté dans ses exposés oraux en raison de son bégaiement, qui socialise moins, qui a plus de mal à se faire des amis ou encore qui se fait intimider par ses pairs en raison de sa différence, aura possiblement tendance à moins aimer l'école et à avoir de moins bons résultats académiques.

Il apparaît logique de penser que l'impact du bégaiement dans la vie de l'enfant ou de l'adolescent est directement proportionnel à son importance : plus le bégaiement est sévère, plus l'individu sera affecté négativement. Or, ce n'est pas le cas. Certains enfants ou adolescents présentent un bégaiement léger qui les embarrasse énormément, alors que d'autres bégaient de façon modérée ou sévère et ne vivent pas tant de situations fâcheuses ou de situations de handicap en raison de leur trouble. Il reste que l'estime de soi, l'attitude de l'enfant par rapport à son bégaiement et la réaction de l'entourage quand il bégaie sont des facteurs importants qui influencent le développement du bégaiement et sa sévérité.

La bonne nouvelle, c'est que tous les impacts négatifs que peut entraîner le bégaiement ne sont pas une fatalité. L'acceptation du trouble de la parole et la sensibilisation de l'entourage de la personne qui bégaie par la communication d'informations sont une partie inhérente au traitement orthophonique que nous aborderons au chapitre 5. Pour parvenir à mieux vivre avec son bégaiement, l'enfant ou l'adolescent doit inévitablement surmonter ses sentiments de honte et d'embarras, et développer une attitude positive par rapport à sa parole. En collaboration avec l'enseignant, l'orthophoniste et les autres personnes significatives de son entourage, l'enfant doit être encouragé à s'exprimer afin de vivre des expériences d'élocution positives et de diminuer graduellement son sentiment d'impuissance verbale, que ce soit en classe, lors des activités parascolaires ou à la maison. Il est tout à fait possible d'offrir à votre enfant un milieu scolaire favorable et un entourage compréhensif en faisant équipe avec le personnel de l'école. Ainsi, votre jeune pourra mieux contrôler son élocution et verra diminuer les possibles impacts négatifs de son bégaiement. Nous verrons des stratégies concrètes pour y parvenir au chapitre 6.

Cédric

Cédric, 11 ans, bégaie depuis l'âge de 4 ans et demi. Son bégaiement est présentement léger, se manifestant par quelques petits blocages d'environ deux secondes ou des répétitions de mots courts ou de parties de mots, majoritairement en début de phrases. Aux dires de sa mère, l'enfant est une vraie pie à la maison et il est difficile de l'arrêter une fois qu'il commence à parler ! Il s'entend bien avec sa sœur aînée et son frère cadet. À l'école, Mme Karine, son enseignante, n'a pas remarqué de bégaiement. Elle note que Cédric a un ami de qui il est plus proche, Julien, mais autrement, il n'interagit pas beaucoup avec les autres élèves. En classe, le garçon ne lève jamais la main pour répondre aux questions ou participer aux discussions. Quand Mme Karine le désigne pour qu'il s'exprime, il répond très brièvement : « Je ne sais pas » ou il hausse les épaules. Lorsqu'il a des questions, Cédric va voir Mme Karine pour lui parler seul à seule. Elle remarque qu'il ne la regarde pas dans les yeux lorsqu'il s'adresse à elle. L'autre jour, les élèves devaient former des équipes de quatre pour une activité dans le cadre du cours de français et discuter d'une lecture commune. Ils avaient eu trois semaines pour s'y préparer et ils devaient être évalués sur leur participation, de même que sur la qualité de leur argumentation. Les équipes avaient été choisies par Mme Karine. Cédric n'a pratiquement pas parlé lors des échanges et s'est montré plutôt passif. Sa mère a été très surprise de voir la note qu'il a obtenue pour cette évaluation en classe, d'autant plus qu'à la maison, Cédric avait bien fait la lecture recommandée et qu'il avait été en mesure de répondre aux différentes questions soumises par l'enseignante. Quand sa mère a parlé de sa stupéfaction à Cédric, ce dernier lui a expliqué qu'il craint de bégayer devant ses pairs en classe. Il ne veut pas que les autres pensent qu'il est stupide.

Quand bégaiement rime avec force et résilience

En 2015, j'ai participé à la Journée-rencontre annuelle de l'Association des bègues du Canada (ABC) à titre de conférencière. Chaque année, l'Association organise cette journée au cours de laquelle se réunissent des personnes qui bégaient, leurs proches, des orthophonistes qui se spécialisent en bégaiement et tous ceux qui s'intéressent au sujet. J'ai pu y rencontrer des adultes qui bégaient depuis leur enfance et qui, depuis des années, s'efforcent de changer les mentalités autour d'eux et de mieux faire connaître leur trouble de la parole, ce qui fait certainement d'eux des sources d'inspiration dans leur entourage et, plus largement, dans la société.

Je me souviens encore de la dernière question qui a été posée par un participant au reste du groupe lors de la session à micro ouvert, après les conférences de la journée : « Prendriez-vous une pilule magique pour vaincre votre bégaiement ? » Les personnes qui ont pris la parole étaient unanimes : non. Certaines d'entre elles estimaient que leur bégaiement les avait amenées à rencontrer des personnes extraordinaires et à vivre des expériences hors du commun. D'autres trouvaient que leur bégaiement s'était avéré être une véritable source de motivation et de créativité.

Akim

Akim, 14 ans, est en deuxième année du secondaire. Il a été suivi en orthophonie entre l'âge de 7 et 9 ans pour un bégaiement modéré. Après le traitement, la parole d'Akim était devenue très fluide, même si quelques moments de bégaiement, relativement brefs, étaient encore observés. Les mouvements associés tels que le clignement des yeux et la tension au niveau de la mâchoire avaient disparu. Jusqu'à l'âge de 13 ans, Akim contrôlait très bien son bégaiement grâce à différentes techniques de fluidité apprises grâce à son orthophoniste et à l'engagement soutenu de ses parents dans un programme où ils devaient réaliser des activités avec lui une dizaine de minutes par jour à la maison. Il y a un an, Akim a cependant eu une rechute de son bégaiement, ce qu'il vit difficilement. Il a d'ailleurs recommencé à voir une orthophoniste il y a trois mois. Elle l'aide à mieux affronter les situations où il doit parler au téléphone ou faire un exposé oral et lui montre comment il peut s'affirmer ou répliquer quand d'autres jeunes lui font des remarques sur sa parole, ce qui est arrivé à deux ou trois reprises dans le dernier mois. L'autre jour, un élève l'a taquiné en feignant de bégayer lorsqu'il l'a interpellé dans le corridor devant plusieurs autres jeunes : « Hey Ak-Ak-Ak-Akim ! » Akim a répliqué en employant une réponse qu'il avait pratiquée lors d'une mise en situation avec son orthophoniste : « M-moi je bégaie, et toi, tu es bon dans quoi ? Tu manques de p-pratique, reviens me voir quand tu sauras bégayer mieux que moi ! » Le jeune qui l'avait apostrophé n'a rien répondu et a continué son chemin, alors que les témoins de la scène riaient, non d'Akim, mais plutôt de lui !

De la même façon que des personnes malentendantes éprouvent une certaine fierté à faire partie de la communauté sourde et à parler la langue des signes — et qu'elles refusent pour elles-mêmes ou leurs enfants la mise en place d'un implant cochléaire afin de pouvoir préserver leur culture —, les personnes qui bégaient peuvent ressentir une fierté à bégayer et à appartenir au 1 % de la population mondiale qui vit avec ce trouble de la parole. Contre toute attente, il est possible de transformer un trouble, souvent perçu comme un handicap par la société, par une force qui fait notre singularité, par quelque chose qui nous rend uniques. La résilience ne se limite pas à retomber sur ses pattes après une épreuve ou accepter un trouble, c'est aussi savoir l'afficher fièrement et lui faire une place de choix dans notre vie.

Un petit plus

Certaines personnes qui bégaient développent des trucs inusités pour cacher leur trouble. C'est le cas de l'actrice britannique Emily Blunt, qui parle volontairement avec un accent dans ses films pour éviter de bégayer. Un de ses enseignants à l'école de théâtre lui a suggéré cette idée, qui lui a permis de se distancer grâce à ce personnage. La stratégie a été libératrice au point de freiner son bégaiement quand elle est sur scène. Un autre exemple? Jim Chahb, un jeune québécois admirable devenu animateur à Radio-Canada. Dans un entretien diffusé sur sa chaîne YouTube, il explique qu'à l'école, il prenait déjà plaisir à prendre « sa grosse voix FM », c'est-à-dire à parler plus fort, car il se rendait compte que le fait d'augmenter son intensité vocale lui procurait une meilleure fluidité. Par la suite, il a compris qu'à partir du moment où il disposait d'un micro, son bégaiement s'atténuait. Après trois refus dans différentes écoles de radio, il a finalement été accepté au Collège Radio Télévision de Québec. Il a réussi à décrocher un emploi comme animateur à Winnipeg pour Radio-Canada justement parce qu'il était différent des autres.

Parler de son bégaiement avec humour et en faire un moteur de créativité

À la Journée-rencontre annuelle de 2015, j'ai eu la chance de rencontrer Daniele Rossi[1], un Italo-Canadien bègue vivant à Toronto. Spécialiste en stratégies numériques, il est également créateur de bandes dessinées, auteur et baladodiffuseur. Il a créé *Stuttering Is Cool*[2] (Bégayer, c'est cool), une balado qui encourage les auditeurs à adopter une attitude plus positive par rapport au bégaiement. *Stuttering Is Cool*, c'est aussi un livre ludique de courtes bandes dessinées qui contient conseils et

1. http://danielerossi.ca/
2. http://stutteringiscool.com/

trucs pour bégayer avec fierté. Les mises en situation mettent en images et en mots le bégaiement au quotidien avec humour *(voir l'exemple à la figure 3.2)*. Il s'agit également d'un guide pour bégayer dans un monde où ça parle vite et pour mieux affronter les situations où la communication verbale est cruciale, des entrevues d'embauche aux présentations orales en classe.

Figure 3.2 Extrait tiré du livre *Stuttering Is Cool*

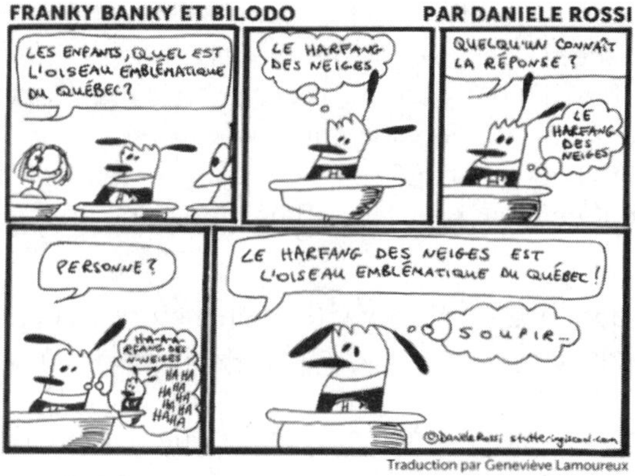
FRANKY BANKY ET BILODO
PAR DANIELE ROSSI
LES ENFANTS, QUEL EST L'OISEAU EMBLÉMATIQUE DU QUÉBEC?
LE HARFANG DES NEIGES
QUELQU'UN CONNAÎT LA RÉPONSE ?
LE HARFANG DES NEIGES
PERSONNE ?
HA HA HA HA HA HA HA HA HA HA
LE HARFANG DES NEIGES EST L'OISEAU EMBLÉMATIQUE DU QUÉBEC !
SOUPIR…
Traduction par Geneviève Lamoureux

Source : https://monjolibegaiement.wordpress.com/2016/12/12/franky-banky-et-bilodo/

En plus de sa baladodiffusion et de son livre, Daniele Rossi a créé des épinglettes qui mettent en vedette Franky Banky, un renard qui milite pour les personnes qui bégaient. Il existe des versions des épinglettes en anglais et même en suédois, la version originale (citations pensées par Anita Blom). Sur les épinglettes, on peut lire des messages tels que « Je bégaie, et alors ? », « Je bégaie, et toi, tu es bon dans quoi ? » ou encore « Je bégaie, et c'est correct, car ce que j'ai à dire vaut la peine d'être répété. » *(voir la section Ressources, à la page 185)*. Lors de mes interventions orthophoniques, j'utilise ces épinglettes auprès de patients d'âge scolaire, d'adolescents ou même d'adultes, afin de les aider à apprivoiser leur bégaiement et à mieux l'accepter ; cela leur fait également prendre conscience que leur bégaiement ne les définit pas comme individus et qu'ils possèdent plusieurs forces et qualités. Comprendre que chacun a ses différences permet de mieux affronter la peur du jugement des autres, particulièrement dans les situations anxiogènes comme peuvent l'être les exposés oraux.

Nina G[3], une comédienne, conférencière et auteure américaine, a elle aussi recours à l'humour pour aider les gens à mieux vivre avec la différence et permettre une meilleure compréhension des difficultés. Dans le cadre d'une de ses nombreuses conférences, elle raconte que quelqu'un lui a suggéré de chanter pour guérir de son bégaiement. Elle lui a alors répondu: «Si ceux qui m'écoutent ont le choix entre m'entendre bégayer et m'entendre chanter, je suis quasiment certaine qu'ils choisiront le bégaiement!»

Pour sa part, Megan Washington est l'une des chanteuses et compositrices les plus connues en Australie. Il s'avère qu'elle bégaie depuis l'enfance. Dans une conférence TED[4], elle révèle comment elle fait face à son trouble de la parole et comment le chant s'est avéré être un vecteur de soulagement pour elle, car c'est le seul contexte où sa parole est fluide. Cette femme, qui jouit d'une prestance incroyable sur scène, raconte à la blague que la pire chose qui peut lui arriver est de rencontrer une autre personne qui bégaie. Quand celle-ci se présente à elle en bégayant «Allô, mon mon mon nom est…» et qu'elle répond «Allô, mon mon mon nom est Megan», son interlocuteur croit qu'elle se moque de lui! Elle parle des préjugés qu'elle doit parfois affronter en raison de son bégaiement, comme le fait qu'on croit à tort qu'elle est sous l'effet de l'alcool. De plus, elle explique avec beaucoup d'autodérision qu'elle a tendance à éviter les mots qui contiennent les doubles consonnes «st» (en anglais), car ils sont plus difficiles pour elle à dire de manière fluide. Elle essaie de leur trouver des synonymes. Mais parmi tous les mots qu'elle est amenée à utiliser, les noms propres

3. www.ninagcomedian.com
4. Disponible ici: https://bit.ly/2ltEnt0

sont les pires, parce que contrairement aux noms communs, on ne peut changer le nom de quelqu'un !

Daniele, Nina et Megan ne sont que quelques exemples de personnes qui ont su s'affirmer et faire de leur bégaiement une source de motivation et un puissant moteur de création. Des exemples inspirants pour nos enfants et nos adolescents qui bégaient.

Poursuivre ses rêves

Il est possible de poursuivre ses rêves et de faire le métier qu'on veut tout en étant bègue, même si celui-ci implique de parler en public. C'est le cas pour Daniel Aubé, jeune québécois qui a réussi à faire carrière en droit malgré son bégaiement. Il a apprivoisé progressivement ses « bêtes noires » : le téléphone, le dictaphone, la visioconférence... jusqu'à la plaidoirie. Par ailleurs, plusieurs humoristes, chanteurs ou autres artistes de la scène vivent une carrière remarquable bien qu'ils bégaient. Le chanteur Dramatik[5], de son vrai nom Bruno Jocelyn, en est un exemple éloquent. Rappeur québécois d'origine haïtienne avec plusieurs albums à son actif, il a fondé en 1996 le groupe Muzion. Dramatik s'est exprimé sur son bégaiement de façon positive et décontractée lors de diverses entrevues dans les médias. La musique a été pour lui un vecteur d'épanouissement personnel, en plus de contribuer à changer les mentalités.

Il y a des orthophonistes qui bégaient, qui se sont spécialisées en bégaiement et qui traitent des patients qui bégaient. Plutôt que de se considérer comme des cordonniers mal chaussés, elles ont décidé de faire de leur bégaiement un atout. À titre d'exemple, l'orthophoniste québécoise Mélanie Paiement a commencé à bégayer dès l'âge de 3 ans. Elle a elle-même été suivie en orthophonie en bas âge, puis pendant son adolescence à la suite

5. http://www.dramatik.ca/

d'une rechute. Aujourd'hui, hormis quelques rares hésitations, très peu d'indices permettent de deviner qu'elle a dû travailler fort pour que les mots lui viennent aisément. Voilà plusieurs années qu'elle s'implique au sein de l'Association des jeunes bègues du Québec (AJBQ). En tant que personne qui bégaie, Mélanie Paiement a l'avantage d'être mieux placée pour comprendre ce que ses patients vivent, en plus de pouvoir expérimenter elle-même certains trucs qu'elle recommande aux gens.

Chapitre 4

À QUOI S'ATTENDRE
lors de la première visite chez l'orthophoniste ?

« La parole est moitié à celui qui parle, moitié à celui qui écoute. »

Montaigne

Vous croyez que votre enfant bégaie ? Vous êtes enseignant ou éducateur et vous souhaitez faire part à des parents de votre inquiétude concernant le bégaiement de leur enfant ? Nous avons vu au chapitre 1 *(voir la page 48)* les différents signaux d'alarme du bégaiement qui devraient vous mobiliser, indiquant qu'une consultation en orthophonie serait souhaitable. En cas de doute, il est bon de rappeler que l'inquiétude des parents ou d'autres adultes significatifs gravitant autour de l'enfant sont des indices valides, légitimes et suffisants en tout temps.

Un petit plus

Au Québec, il est possible pour les familles de se diriger vers une clinique universitaire pour obtenir des services en orthophonie à moindre coût qu'en clinique privée. Les services étant fournis par des étudiants en orthophonie supervisés par des orthophonistes d'expérience dans le cadre de stages, votre enfant sera aussi entre de très bonnes mains. Renseignez-vous pour connaître les établissements universitaires de votre secteur qui forment des étudiants en orthophonie.

Peu importe le milieu où l'enfant sera vu pour la première fois en orthophonie, on procédera d'abord à une évaluation orthophonique qui vise à déterminer la nature et l'importance du problème (s'agit-il ou non d'un réel bégaiement ?), les facteurs ayant potentiellement un impact sur ce dernier, le pronostic (l'enfant a-t-il des chances de récupérer naturellement ou devrait-on commencer dès maintenant une intervention ?) et, au besoin, des objectifs spécifiques qui feront partie d'un plan d'intervention. Avec l'autorisation des parents, ce plan est généralement partagé avec les différents intervenants impliqués dans la vie de l'enfant, de sorte qu'ils sachent quels moyens ou stratégies mettre en place pour aider l'enfant au quotidien.

En orthophonie, l'évaluation du bégaiement diffère de celle des autres troubles du langage ou de la parole à cause de la grande variabilité du trouble et de l'importance d'évaluer à la fois les réactions émotives face aux difficultés et l'attitude concernant la parole, particulièrement à l'adolescence. Ces aspects peuvent s'avérer plus problématiques que le bégaiement lui-même.

Un petit plus

Ce ne sont pas toutes les orthophonistes qui évaluent et traitent le bégaiement. L'orthophonie étant un domaine vaste regroupant différents troubles de la parole, du langage, de la communication et de la déglutition chez une clientèle de tout âge, les cliniciennes choisissent la clientèle pour laquelle elles se spécialisent à la suite de leur formation. Certaines orthophonistes se spécialisent en troubles du langage chez l'enfant et/ou chez l'adulte, d'autres en troubles de la voix, ou encore en bégaiement. Les orthophonistes en pratique privée sont souvent amenées à suivre des clientèles plus diversifiées en termes de tranches d'âge et de problématiques. Renseignez-vous néanmoins sur la formation de votre orthophoniste et n'hésitez pas à lui poser des questions pour connaître son expérience en lien avec le bégaiement.

Vous avez pris rendez-vous avec une orthophoniste et vous vous demandez ce que fera exactement cette spécialiste avec votre enfant pour évaluer sa parole ? Il est certain que les approches d'évaluation en bégaiement diffèrent d'un pays ou d'une région à l'autre. Mais voici à quoi vous attendre de manière générale, plus spécifiquement dans la réalité québécoise.

Un petit plus

Le bégaiement est un trouble de la parole qui touche quatre fois plus de garçons que de filles. À l'inverse, les orthophonistes femmes sont beaucoup plus nombreuses, non seulement au Québec et dans le reste du Canada, mais aussi en Europe francophone. Il y a fort à parier que vous avez plus de chances de rencontrer une orthophoniste qu'un orthophoniste pour votre enfant !

L'histoire de cas

L'orthophoniste procédera d'abord à l'histoire de cas. Il s'agit d'un questionnaire visant à mieux connaître l'histoire familiale et sociale de l'enfant ; son environnement à la maison, à la garderie ou à l'école ; son histoire développementale et médicale ; l'histoire du développement de la communication ; l'émergence du problème de fluidité (moment et circonstances d'apparition du bégaiement) ;

les caractéristiques passées et actuelles ; les facteurs augmentant le bégaiement ; les impacts dans la vie de l'enfant et de sa famille ; la perception que l'enfant et ses parents ont du problème de même que leur motivation à suivre une thérapie en bégaiement si elle s'avérait nécessaire et, enfin, leurs attentes. Dépendant de l'âge de l'enfant, celui-ci sera sollicité directement pour répondre à certaines questions (ex. : comment il se sent par rapport à son bégaiement, les défis vécus à l'école, etc.). Par ailleurs, votre orthophoniste pourrait choisir de passer très rapidement sur certaines sections de l'histoire de cas et omettre des questions si elles sont moins pertinentes dans votre situation. Dans certains milieux, le questionnaire d'histoire de cas est envoyé au préalable aux parents et on leur demande de l'apporter déjà rempli au premier rendez-vous. L'orthophoniste revoit le formulaire avec eux lors de la première rencontre.

Il pourra être très utile d'apporter quelques enregistrements audio-vidéo de la parole de votre enfant, ou de les faire parvenir à l'orthophoniste avant la première rencontre, afin de répondre à certaines questions qu'elle vous posera. Par exemple, votre enfant bégaie-t-il de la même façon maintenant qu'au début, quand le problème a commencé ? Donnez un exemple de ses hésitations ou de son bégaiement. Y a-t-il des périodes où votre enfant ne bégaie pas ? Si oui, combien de temps durent-elles ? Votre enfant semble-t-il faire un effort en parlant ? Combien de temps peut durer un moment de bégaiement ? Ce n'est pas toujours facile pour les parents de répondre à ce type de questions (et c'est bien normal !), même si leur enfant bégaie depuis un bon moment.

Si votre enfant n'est pas sollicité pour participer à l'histoire de cas en raison de son jeune âge, il pourra en général s'occuper avec des jeux mis à sa disposition le temps que vous répondiez aux questions de la clinicienne. Dans l'éventualité où il verbalise spontanément en jouant, ce sera une excellente occasion pour l'orthophoniste d'observer sa parole, tout en notant vos éléments de réponses. Il arrive aussi qu'un enfant plus timide préfère rester assis sur les genoux de son parent tout au long de la rencontre et ne parle que très peu en présence de l'orthophoniste. Celle-ci saura s'adapter à la personnalité de votre enfant et s'efforcera de créer un climat de confiance tout en respectant son rythme. Inutile de mettre de la pression sur lui pour qu'il parle s'il n'est pas à l'aise de le faire. Optez plutôt pour des enregistrements maison de sa parole si vous savez d'ores et déjà qu'il risque de ne pas s'exprimer autant dans un nouveau milieu avec une personne inconnue. Prévoyez le coup !

Des orthophonistes à la fine pointe de la technologie peuvent aussi avoir recours à une application mobile de télésanté vous permettant d'enregistrer, avant la rencontre d'évaluation, le langage et la parole de votre enfant dans son environnement naturel et familier, avec une vidéo. En ce qui me concerne, j'apprécie l'application ELMo[1]. Une fois la vidéo enregistrée, l'application permet de l'envoyer à l'orthophoniste avant le premier rendez-vous. Avoir recours à cet outil peut permettre d'augmenter la qualité de l'évaluation orthophonique en observant le plein potentiel de l'enfant dans un contexte naturel, comme à la maison. L'enfant ne s'exprime pas toujours à son meilleur en contexte peu familier, comme à la clinique.

Un petit plus

Il est plutôt rare que les personnes qui bégaient produisent tous les comportements associés à leur trouble lors d'une période précisément circonscrite. Plusieurs d'entre elles ont des épisodes sans bégaiement. Les variations inter et intra-individuelles sont importantes ! Pour une même personne, le bégaiement peut varier selon le moment, le contexte, l'interlocuteur, etc. D'où l'importance d'obtenir des échantillons de parole dans une variété de contextes, afin de brosser un tableau plus représentatif !

1. https://www.goelmo.com/

Évaluation de la parole

Une fois l'histoire de cas terminée, l'orthophoniste réalisera différentes tâches avec votre enfant — certaines en contexte contrôlé, d'autres en contexte naturel —, afin d'avoir un portrait représentatif de sa parole. Le bégaiement est un trouble très variable et influencé par plusieurs facteurs ; c'est pourquoi l'orthophoniste a le souci d'observer la parole de votre enfant dans une panoplie de contextes, le bégaiement pouvant ressortir davantage dans certaines situations que d'autres. Dans ma pratique, il m'arrive souvent de filmer les tâches d'évaluation, non seulement afin de pouvoir les visionner à nouveau si un détail m'a échappé, mais également pour pouvoir les montrer à mes patients ou leurs parents en cours ou à la fin du traitement afin de mieux constater les progrès. Voici des exemples de tâches :

› **Conversation entre le parent et son enfant.** On vous demandera de converser naturellement avec votre enfant, comme vous le faites dans la vie de tous les jours. Si les deux parents sont présents, l'orthophoniste observera un échange avec chaque parent, de même que les réactions de chaque parent et de l'enfant au bégaiement.

› **Conversation entre l'orthophoniste et l'enfant.** La professionnelle posera des questions à votre enfant ou exprimera des commentaires dans le but qu'il verbalise et engage la conversation. Elle observera si les disfluidités ressortent de la même façon quand l'enfant s'adresse à une personne non familière. Les sujets de conversation devraient être en lien avec les intérêts de l'enfant pour le faire parler davantage (ex. : jeux préférés, émissions de télévision ou films, événements particuliers).

› **Lecture à voix haute.** Si votre enfant est en âge de lire, l'orthophoniste voudra également voir comment le bégaiement se manifeste dans ce contexte. Pour certains enfants, la lecture peut être un contexte favorisant la fluidité (en comparaison à la conversation), alors que pour d'autres, c'est une situation dans laquelle le bégaiement est plus important. En effet, contrairement à la parole spontanée, la lecture ne permet pas à l'enfant d'éviter certains sons ou mots plus difficiles sur le plan de la fluidité. Il doit lire tous les mots des phrases, alors qu'au cours d'une conversation, il peut opter pour un synonyme ou une formulation différente qui lui permettra de communiquer la même idée sans buter sur un son ou un mot plus laborieux.

› **Description d'une scène imagée.** L'enfant sera amené à décrire une image mettant en scène une histoire avec des protagonistes. Il sera encouragé à nommer l'élément déclencheur ou le problème illustré, les émotions des personnages, ce qui va arriver selon lui ou ce qu'il ferait dans la même situation, etc.

› **Monologue ou discours narratif.** On pourrait demander à votre enfant de raconter sa journée, son histoire préférée, le dernier film qu'il a vu, etc.

› **Séries automatiques.** Votre enfant aura à réciter une ou des séries qu'il connaît par cœur, par exemple compter de 1 à 30, nommer les jours de la semaine, les mois de l'année, réciter une comptine ou les paroles d'une chanson. Comme nous l'avons déjà mentionné, les personnes qui bégaient ont souvent une parole fluide dans ce type de contexte.

› **Dénomination d'images.** On demandera à votre enfant de nommer simplement l'élément qu'il voit sur des images, sur des cartes, dans un livre ou sur un écran. Généralement, nous observons que la personne a une parole plus fluide dans ce contexte qu'en conversation ou en lecture. Les énoncés étant beaucoup plus courts, le risque de bégayer diminue. Néanmoins, il arrive dans les cas de bégaiement sévère que même dans ce contexte, nous observions un bégaiement important avec de la tension et des mouvements associés.

- **Écoute d'un enregistrement.** Cette tâche est d'autant plus importante si l'échantillon de parole recueilli lors de l'évaluation en clinique n'est pas jugé représentatif par les parents. L'enregistrement doit avoir été fait dans le quotidien.
- **Tâche sous pression.** Il arrive que certains patients ne bégaient pratiquement pas lors d'une première visite chez l'orthophoniste, alors qu'ils bégaient davantage à l'extérieur. Dans cette éventualité, l'orthophoniste pourrait établir volontairement certaines contraintes pour créer davantage de pression sur le système de parole de la personne qui bégaie et, ainsi, voir le trouble d'élocution ressortir davantage. Par exemple, l'enfant pourrait avoir un temps limité pour répondre, réaliser une activité plus excitante comme un jeu moteur ou un jeu de société où il doit répondre rapidement pour gagner.
- **Contextes personnels.** L'orthophoniste peut demander au jeune de faire un appel téléphonique ou, si elle a la chance d'observer sa parole dans son milieu de vie, de discuter en groupe ou encore d'interagir en classe.

Elle ne réalisera pas forcément l'ensemble des tâches énumérées plus haut. Elle pourrait, par exemple, choisir trois contextes et quelques enregistrements hors clinique. Pour les tâches choisies, elle vérifiera auprès des parents si les échantillons sont représentatifs et analysera la parole de l'enfant sous différents angles, en effectuant quelques mesures.

L'orthophoniste peut aussi avoir recours à d'autres types d'outils, normalisés[2] ou non, afin d'avoir une meilleure idée de la sévérité du problème. L'enfant bilingue sera normalement évalué dans les différentes langues qu'il parle.

2. Un test normalisé permet aux orthophonistes de savoir si un patient obtient des résultats significativement sous la norme ou non, en fonction de son âge.

Caractéristiques associées

La professionnelle observera également si l'enfant a recours à certaines stratégies pour limiter les moments de bégaiement. En effet, il peut arriver que le jeune ajoute des interjections, des sons ou des mots dans ses phrases de façon à moins bloquer ou à se sortir plus rapidement d'un blocage. Il peut avoir des comportements d'évitement, chercher à détourner l'attention de son interlocuteur ou fuir son contact visuel. Dans certains cas, on constate que l'enfant parle plus lentement ou de manière rythmée (un peu comme un robot, avec une parole découpée en syllabes) afin de garder une certaine fluidité. Ce ne sont là que quelques exemples.

L'orthophoniste portera également une attention particulière aux comportements secondaires (mouvements associés) et à la tension musculaire, s'ils sont présents. Elle notera si ces caractéristiques surviennent fréquemment et dans quel contexte. Même les enfants d'âge préscolaire avec un bégaiement précoce peuvent démontrer des mouvements associés. L'orthophoniste identifiera donc ces mouvements et y assignera un degré global de sévérité (léger, modéré, sévère).

Tous les enfants d'âge préscolaire ne réagissent pas au bégaiement. Toutefois, cela est possible, d'où l'importance de s'y attarder. L'orthophoniste documentera donc les informations rapportées par les parents et pourra également questionner directement l'enfant plus vieux. En effet, à partir de l'âge d'environ 7 ans, l'enfant peut être sollicité pour répondre directement à des questionnaires de type vrai/faux ou basés sur une échelle d'appréciation (jamais/parfois/souvent/toujours) au sujet de ses attitudes face à la communication, de la conscience qu'il a de son bégaiement et des réactions émotives découlant de ses difficultés. On cherche à savoir dans quelle mesure son bégaiement a un impact dans sa vie. Est-il à l'aise de parler dans différentes situations de communication ? Est-ce que le bégaiement influence ses relations interpersonnelles, ses activités sociales ou sa participation en classe ? Comment l'entourage réagit-il quand il bégaie ? Que pense l'enfant de sa parole ? Lorsqu'il n'a pas de problème spécifique, l'enfant est peu conscient de sa parole et n'a pas de réaction émotive négative face à la communication. En présence de bégaiement, il est possible qu'il réagisse négativement à sa parole. L'orthophoniste pourrait aussi lui demander d'évaluer dans quelle mesure il évite certaines situations de communication.

Attitudes communicatives des parents

Ce n'est pas un secret : pour communiquer, il faut au minimum deux personnes. L'orthophoniste n'observe pas uniquement comment l'enfant s'exprime sur le plan de sa parole, mais aussi comment les parents (ou ses accompagnateurs) interagissent avec lui. Les tours de parole sont-ils respectés ? Le contact visuel est-il adéquat ? Le débit de parole est-il rapide ? Le niveau de langage du parent est-il adapté à l'âge de l'enfant (longueur et complexité des énoncés) ? Le style d'interaction est-il directif, passif ou égalitaire ? Quelle est la longueur des pauses pendant la conversation et entre les tours de parole ? Les attitudes communicatives sont teintées par la culture, les valeurs et les croyances de chaque famille. L'orthophoniste doit y être sensible dans son analyse et dans l'interprétation de ses observations. Quel est le lien entre le bégaiement de l'enfant et les attitudes communicatives des parents ? Celles-ci ne sont pas la cause du bégaiement, mais peuvent tout de même l'influencer, en l'augmentant ou en le diminuant selon la situation.

Observations complémentaires

Bien que les parents consultent l'orthophoniste de prime abord pour un problème de bégaiement, il arrive qu'avec son œil exercé, elle note en cours de route des observations qui ne se rapportent pas à la fluidité de la parole, mais à d'autres aspects de la communication (ex. : le langage, les habiletés motrices ou encore l'audition).

En effet, on observe parfois une atteinte langagière en plus du trouble de la parole. Les difficultés de langage peuvent se manifester, par exemple, par un vocabulaire limité pour l'âge, par des difficultés de compréhension, d'accès au lexique (l'enfant cherche souvent ses mots et utilise des termes imprécis), de prononciation (phonologie), de formulation des phrases (morphosyntaxe) ou encore par un discours décousu. D'autres composantes de la parole peuvent également être atteintes, comme l'articulation (ex. : un zozotement, c'est-à-dire que l'enfant parle sur le bout de la langue). Par ailleurs, il arrive que l'enfant manifeste de manière concomitante un bégaiement et un bredouillement. Ce dernier est un trouble qui affecte à la fois la parole et le langage et qui se manifeste par un débit de parole très rapide, des accélérations soudaines, une articulation imprécise et une production dysrythmique et désorganisée de la parole. La personne qui bredouille fait peu de pauses quand elle parle, répète souvent des mots ou des bouts de phrases et éprouve de la difficulté à organiser ses pensées. On parvient difficilement à la comprendre (on lui demande souvent de répéter) et contrairement à la personne qui bégaie, celle qui bredouille est souvent peu ou pas consciente de sa difficulté de parole. Le bredouillement peut être isolé, mais lorsqu'il est observé, c'est souvent en présence de bégaiement.

À noter...

Si l'enfant présente une atteinte langagière, celle-ci peut complexifier le bégaiement et renforcer un pronostic défavorable. La présence d'un trouble associé ou la prise d'une médication peut contribuer à l'augmentation du bégaiement et pourrait constituer un facteur de risque.

Et après l'évaluation?

Une fois l'évaluation complétée et l'analyse des résultats effectuée, l'orthophoniste compilera ses observations et émettra sa conclusion orthophonique[3] et ses recommandations dans un rapport d'évaluation qu'elle remettra aux parents au début du suivi. Elle déterminera la sévérité du trouble (s'il s'agit vraiment de bégaiement, ce qui est souvent le cas, car les parents ont vu juste!) et son inscription, le cas échéant, dans un cadre plus large. Les informations rapportées par les parents de même que ses observations en contexte d'évaluation permettront d'évaluer le pronostic (le bégaiement risque-t-il de demeurer ou y a-t-il possibilité de récupération naturelle?), les facteurs de risque contribuant aux difficultés et les actions à entreprendre (une intervention orthophonique est-elle recommandée, et si oui, laquelle? Est-ce que l'orthophoniste recommande une période d'attente?). Le rapport inclura un plan d'intervention mentionnant les objectifs et les moyens d'intervention ciblés. Dépendant des résultats de l'évaluation, l'orthophoniste pourrait recommander le patient à un autre professionnel pour une évaluation complémentaire.

Avant même d'amorcer le traitement, une période est allouée aux parents afin de leur remettre le rapport d'évaluation et leur expliquer la nature du bégaiement, la cause, les facteurs qui influencent la fluidité de l'enfant qui bégaie et les attitudes à privilégier sur le plan de la communication dans la vie de tous les jours afin de favoriser la fluidité. Lors de la rencontre d'explication des résultats et des recommandations, j'encourage les parents à poser toutes leurs questions et à me parler de leurs inquiétudes. Vous vous apprêtez à rencontrer une orthophoniste pour votre enfant? Notez vos questions à l'avance afin de ne rien oublier le moment venu.

---

3. Au Québec, nous ne pouvons employer l'appellation « diagnostic », réservée au corps médical.

À l'ère du 2.0, nous avons accès à une panoplie d'informations en quelques secondes, le temps d'un simple clic. Il n'est pas rare que les parents que je rencontre aient déjà consulté divers sites Internet à propos du bégaiement (articles de blogue, vidéos sur YouTube, etc.). Or, les informations trouvées peuvent être erronées et ne proviennent pas nécessairement d'une source fiable ou de données probantes appuyées sur la recherche. Personnellement, même si les parents me disent s'être déjà renseignés sur le sujet, je trouve important de prendre un moment afin de m'assurer que leurs connaissances sont adéquates et qu'elles ne véhiculent pas les mythes les plus coriaces à propos du bégaiement *(voir le chapitre 2)*.

Une orthophoniste a évalué votre enfant et vous a remis un rapport d'évaluation ? Elle vous a probablement encouragé à transmettre une copie du rapport au milieu de garde ou à l'établissement scolaire, de manière à impliquer les intervenants de la garderie ou de l'école dans la poursuite des objectifs d'intervention. Puisque votre enfant passe plusieurs heures par semaine dans un autre milieu de vie qu'à la maison et que d'autres adultes significatifs gravitent autour de lui, nous jugeons important que ces derniers soient mis au courant du bégaiement de votre enfant, de manière à être sensibilisés à la réalité du bégaiement, à mieux comprendre les difficultés de votre enfant et, ainsi, à être en mesure d'y réagir adéquatement et d'apporter des adaptations, si cela s'avère nécessaire, pour favoriser une meilleure fluidité.

Si une thérapie en orthophonie est recommandée pour traiter le bégaiement, celle-ci sera généralement hebdomadaire. Il arrive que certains milieux offrent des suivis plus intensifs et moins étendus dans le temps, par exemple trois à quatre rencontres par semaine. Le suivi orthophonique se fait le plus souvent sous forme de thérapies individuelles en compagnie du parent afin que l'enfant puisse améliorer sa fluidité et devenir un communicateur plus efficace. Si une autre problématique a été relevée en plus du bégaiement, votre orthophoniste déterminera la priorisation des objectifs selon son jugement clinique, basé sur différents facteurs (les données probantes, son expérience, le niveau de sévérité du bégaiement, les impacts des difficultés dans la vie de l'enfant, les situations de handicap vécues, etc.).

La période d'attente peut être très longue dans le système public, tant pour obtenir une première évaluation que pour amorcer le traitement. C'est pourquoi plusieurs familles préfèrent se diriger vers une orthophoniste en pratique privée pour l'une ou l'autre des étapes, ou encore pour les deux. Si votre enfant est d'âge scolaire, vous pouvez vérifier auprès de l'école qu'il fréquente si des services en orthophonie sont disponibles et, le cas échéant, quelle est la modalité des services offerts.

Peu importe où vous vous trouviez dans le monde, le meilleur moyen d'évaluer et de traiter le bégaiement de votre enfant est de l'emmener voir une orthophoniste spécialisée en bégaiement, professionnelle apte à prévenir, évaluer et traiter les troubles du langage et de la parole.

Chapitre 5

COMMENT TRAITE-T-ON le bégaiement ?

« Faites quelque chose et si cela ne réussit pas, essayez autre chose. »

Franklin D. Roosevelt

Au risque de décevoir plusieurs d'entre vous, précisons d'entrée de jeu qu'il n'existe pas de médicament pour se libérer du bégaiement et qu'aucune intervention chirurgicale n'est possible. On peut retrouver sur le Web plusieurs sites sensationnalistes vantant les bienfaits de traitements miracles pour vaincre le bégaiement. Dans un élan de désespoir, des parents vont parfois se tourner vers certaines médecines alternatives pour « guérir » le bégaiement de leur enfant. Ils adhèrent à de telles méthodes par manque d'accès à des informations vérifiées, en raison de leur insatisfaction relative à d'autres approches ou à de fausses promesses d'un traitement douteux, ou encore à la suite de rechutes du bégaiement. Peut-être avez-vous entendu parler de la méthode Tomatis, une méthode développée par un médecin oto-rhino-laryngologiste (ORL) français dans les années 1950, basée sur la rééducation de l'écoute, c'est-à-dire la modification de la façon dont un individu perçoit les sons ? La personne présentant un trouble du langage, de la parole, de l'attention ou de l'apprentissage écoute une musique modifiée électroniquement (généralement de la musique de Mozart). Cette technique vise à améliorer les capacités d'écoute grâce à la restructuration du traitement de l'information par le cerveau. Le patient est aussi invité à fredonner, à chanter ou à lire dans un micro, et sa voix est transformée de manière électronique avant de lui revenir dans les écouteurs. Bien qu'il soit possible de trouver sur Internet une panoplie de témoignages ou d'expériences personnelles sur les effets bénéfiques observés grâce à l'application de cette méthode, aucune recherche n'a à ce jour démontré l'efficacité de la méthode Tomatis auprès de la population bègue.

À noter…

Lorsque vous consultez des articles en ligne au sujet du bégaiement et de ses traitements, il est primordial de vous assurer de la fiabilité de la source. Plusieurs critères peuvent vous aider à déterminer si les informations trouvées sont susceptibles d'être valides ou non. D'abord, cherchez si le nom de l'auteur ou de l'organisme est cité. Est-ce que l'auteur vous apparaît détenir l'expertise nécessaire? Un article anonyme ou signé par un surnom devrait vous amener à vous questionner. Et s'il s'agit d'un organisme, il devrait être possible d'en retrouver l'adresse sur Internet. Pensez également à vérifier si la date de publication est récente. Est-ce que les informations mentionnées vous semblent objectives et écrites dans un bon français? Si la réponse est négative, il y a des chances que l'article que vous avez trouvé ne provienne pas d'une source sûre. De plus, l'adresse URL devrait être courte et intuitive, les références devraient être citées et aucune publicité ne devrait figurer dans l'article.

Néanmoins, à défaut d'avoir une solution miracle parmi l'éventail d'options plus ou moins controversées qu'on retrouve sur Internet, entreprendre une thérapie en orthophonie s'avère un choix judicieux et efficace. Rappelez-vous qu'en dehors des cas de récupération naturelle se réglant sans intervention (qui sont tout de même nombreux!), le bégaiement n'est jamais complètement éliminé, mais il se traite vraiment très bien chez les enfants d'âge préscolaire et au début de l'âge scolaire. Il est parfaitement possible pour les enfants d'apprendre à contrôler leur bégaiement, et lorsqu'ils sont suivis de manière précoce, le traitement fonctionne pour la majorité d'entre eux.

Un petit plus

Malgré la régularité du suivi, au grand dam de certains parents, ce n'est pas l'orthophoniste qui fera la plus grande différence dans la vie de l'enfant et dans l'évolution de son bégaiement. Cette professionnelle n'est pas comme le mécanicien à qui l'on confie sa voiture pour la faire réparer. On ne « répare » pas la parole et la communication des enfants. Ce n'est pas en une heure par semaine que l'on peut accomplir un tel exploit. Cependant, nous pouvons certainement guider le parent, lui offrir notre expertise, nos stratégies, nos astuces pour l'orienter dans la bonne direction, celle qui mènera à l'épanouissement de son enfant et à son autonomie, grâce au développement de meilleures habiletés de communication. Lorsque vous entreprenez une thérapie en orthophonie avec votre enfant, attendez-vous à devoir vous impliquer, à investir temps et énergie en dehors du milieu clinique lors du suivi. C'est un travail d'équipe !

Beaucoup de jeunes traités en bas âge ne présenteront plus de bégaiement plus tard et ne se rappelleront même plus qu'ils ont déjà bégayé ! À l'opposé, il est plus laborieux (quoique pas impossible) de traiter le bégaiement à partir de l'adolescence en raison des émotions négatives souvent associées à ce trouble. Les progrès et la stabilité de la fluidité sont difficiles à maintenir dans le temps, et il y a plus souvent des rechutes du bégaiement quand on entreprend un traitement. C'est pour cette raison que l'intervention en orthophonie avec les enfants d'âge préscolaire diffère de celle avec les enfants d'âge scolaire et de celle avec les adolescents. Les approches thérapeutiques varient selon les tranches d'âge. Par ailleurs, plusieurs facteurs influencent la durée du traitement :

- **Des difficultés concomitantes au bégaiement,** tels un trouble développemental du langage, un trouble du déficit de l'attention avec ou sans hyperactivité (TDAH) ou une déficience intellectuelle. La présence de telles difficultés est susceptible d'allonger la durée du traitement. Par exemple, si l'enfant a des difficultés de langage, son bégaiement peut intensifier ces difficultés, qui en retour peuvent accentuer son trouble.

- **L'engagement du jeune et de ses parents** (régularité des pratiques et assiduité aux thérapies). De façon générale, plus il est élevé, plus la progression est rapide.
- **L'âge du jeune au début de l'intervention ainsi que ses expériences de communication** (positives/négatives). Plus la prise en charge est tardive, plus le bégaiement sera persistant et plus la démarche de rééducation sera longue. Le scénario idéal se produit donc lorsque le traitement est entrepris avant l'entrée à l'école, c'est-à-dire avant que l'enfant n'accumule des expériences de communication négatives liées à son bégaiement.
- **L'âge d'apparition du bégaiement.** Le pronostic est plus favorable lorsque le bégaiement apparaît avant l'âge de 3 ans.

Un petit plus

À travers le temps, de soi-disant experts du bégaiement ont développé des techniques souvent loufoques pour éliminer ce trouble d'élocution. Il y a notamment un traitement qui consiste à se mettre des billes ou des roches dans la bouche. La légende dit que Démosthène, orateur grec qui a vécu dans les années 300 avant Jésus-Christ, s'exerçait à articuler avec des roches dans la bouche pour vaincre son bégaiement.

Une question vous brûle probablement les lèvres : quelles sont les approches thérapeutiques les plus reconnues ? Allons-y par groupes d'âge.

Traitement en orthophonie chez les enfants d'âge préscolaire

On distingue deux types de thérapies à l'âge préscolaire : les thérapies directes et les thérapies indirectes. Alors que les premières se concentrent spécifiquement sur l'enfant en le guidant pour qu'il effectue des changements au niveau de sa parole, les secondes s'attardent principalement à tous ceux qui interagissent avec l'enfant (parents, éducateurs, etc.), afin que ces interlocuteurs créent des conditions favorisant la fluidité de la parole.

Victor

Magalie est éducatrice dans un centre de la petite enfance. Cette année, elle a dans son groupe un petit garçon âgé de 4 ans qui bégaie, Victor. Ce dernier a récemment vu une orthophoniste, Virginie, avec ses parents. Celle-ci a téléphoné à Magalie pour vérifier si elle observait des situations plus difficiles à la garderie sur le plan de la parole. L'éducatrice a mentionné à Virginie que Victor bégayait surtout lors des causeries et qu'il prenait plus de temps que les autres enfants à s'exprimer. À cause de ces disfluidités, Magalie a le réflexe de passer la parole à un autre enfant et de revenir à Victor à la fin si le temps le permet. Il est difficile d'animer la causerie et d'attendre Victor puisque plusieurs enfants parlent en même temps et s'interrompent régulièrement. Il y en a même qui se lèvent ! Virginie a recommandé à Magalie de mettre en place des adaptations lors des causeries, afin de faire en sorte que le tour de parole soit respecté. L'éducatrice a ainsi collé au mur, à la hauteur des enfants, un pictogramme illustrant un enfant assis, prêt à écouter et en silence. Elle désigne dorénavant ce rappel visuel lorsqu'un enfant parle sans attendre son tour. De plus, Magalie a expliqué aux enfants que pour prendre la parole, ils devaient attendre de recevoir, des mains de l'ami qui termine de parler, une peluche. De cette façon, les enfants font circuler dans leur cercle un toutou qui symbolise le tour de parole. Depuis la mise en place de ces stratégies, Magalie a plus de facilité à laisser du temps à Victor pour parler lorsqu'il y a des bosses dans sa parole.

L'intervention orthophonique peut débuter dès l'âge d'environ 3 ans. Avant cet âge, l'orthophoniste intervient plutôt de façon indirecte en conseillant les parents sur les habitudes de communication à privilégier (que nous verrons en profondeur au chapitre 6). Toutefois, la participation parentale demeure centrale dans plusieurs programmes de traitements directs.

Le Programme Lidcombe

Le Programme Lidcombe (PL) est certainement le traitement actuel le plus efficace avec les enfants d'âge préscolaire qui bégaient. Il a été élaboré à l'Université de Sydney, en Australie, dans les années 1980. « Lidcombe » correspond au nom d'une banlieue de Sydney, là où le programme a pris forme. Cela n'empêche pas ce dernier d'être largement utilisé au Québec et à l'international. Il s'agit d'une approche qui a un effet direct sur le bégaiement. Elle se fonde sur l'observation de la parole et vise la réduction du bégaiement et l'apprentissage de la parole fluide par la mise en place de renforcements positifs et de « punitions ». C'est ce qu'on appelle le conditionnement opérant. Autrement dit, le bégaiement est une réponse comportementale qu'on peut modifier par les conséquences qui lui sont appliquées par le biais d'un système d'émulation.

Un petit plus

Comme pour les soins et services dans le domaine de la santé, le choix de l'orthophoniste avec qui vous travaillerez est primordial. Il est préférable que cette orthophoniste ait une longue expérience du PL. Vous voudrez peut-être en discuter avec elle avant de finaliser votre choix. Chaque année, grâce au Lidcombe Program Trainers Consortium, plusieurs centaines d'orthophonistes sont formées aux principes du programme.

La nature du traitement fait appel à différentes techniques pour parvenir à une parole fluide et diminuer progressivement le bégaiement sans enseigner directement à l'enfant une nouvelle manière de parler. La progression des résultats doit être documentée tout au long du traitement et doit être mesurable et durable. Le PL est fondé sur des données probantes et il est traditionnellement utilisé avec des jeunes d'âge préscolaire, entre 3 ans et demi et 6 ans, âge où la plasticité cérébrale est encore importante. Avant l'âge de 3 ans et demi, le PL est plus difficile à utiliser, de sorte que la durée du traitement peut être allongée. Ce programme peut aussi être appliqué avec des enfants d'âge scolaire et des adolescents de 7 à 12 ans avec quelques adaptations que nous verrons plus loin.

L'application du traitement comporte deux phases :

› **Phase 1.** Le but de cette phase est d'éliminer en quasi-totalité le bégaiement. Elle nécessite entre 11 et 24 rencontres cliniques hebdomadaires de une heure, avec une moyenne de 11 à 16 rencontres (3 à 4 mois).

› **Phase 2.** Il s'agit d'une phase de maintien visant à atteindre une parole fluide sur une longue période de temps. Elle est primordiale pour la réussite du traitement, car il est presque inévitable qu'un enfant ait au moins une rechute dans sa quête de fluidité. Elle vise donc à prévenir les éventuelles rechutes et à en déceler les signes avant-coureurs, en plus de cesser progressivement le traitement, le tout sous la supervision de l'orthophoniste. Cette phase vise également à transférer aux parents la pleine responsabilité de la surveillance du maintien de la fluidité. Ils sont outillés de façon à savoir comment réagir en cas de rechute. Les visites en clinique, d'une durée de 30 minutes, sont de plus en plus espacées ; d'abord aux 2 semaines, puis aux 4 semaines, aux 8 semaines et aux 16 semaines. C'est l'orthophoniste qui détermine la fréquence des visites. La durée moyenne de la phase 2 est d'environ un an et elle comporte en moyenne sept visites en clinique.

Deux éléments sont particuliers à ce traitement. D'abord, ce n'est pas l'orthophoniste qui réalise la plus grande partie du travail... ce sont les parents ! Ceux-ci sont responsables d'administrer le traitement à la maison et dans la vie quotidienne quand ils sont en présence de l'enfant, c'est-à-dire de 10 à 15 minutes par jour. Le rôle de l'orthophoniste est de les guider dans l'application et la progression du traitement. Ensuite, il n'y a pas de recette toute faite et établie à l'avance ! Ce n'est pas comme un antibiotique prescrit selon une posologie bien déterminée. La formation des parents au PL est personnalisée en fonction de leur enfant et des changements qui surviennent pendant le suivi. Chaque jour, un des deux parents (ou les deux) renforce positivement les moments de fluidité lors du traitement et effectue des mesures de la parole. C'est un apprentissage qui prend du temps pour les parents, car tout en appliquant le traitement, ils doivent aussi être en mesure d'adapter leur niveau de langage et de structurer la conversation selon les difficultés du jeune à ce moment précis. Grâce à la verbalisation donnée par le parent, le jeune découvre par lui-même les stratégies à adopter pour avoir une parole fluide.

Qu'entend-on par «verbalisation»? Il s'agit de commentaires que les parents formulent à leur enfant quand il bégaie ou parle fluidement. Cela vous paraît banal? C'est pourtant tout un art, car bien qu'il n'y ait pas de recette, les parents doivent respecter plusieurs critères en exprimant ces commentaires. Les verbalisations visent surtout à encourager l'enfant; c'est pourquoi celles qui appuient la parole fluide sont prédominantes, selon un ratio de cinq renforcements positifs pour une verbalisation parentale pour le bégaiement ou, pour les enfants plus vieux, de trois renforcements positifs pour une verbalisation parentale pour la parole bégayée. Elles doivent aussi être contingentes, c'est-à-dire données immédiatement après l'énoncé exprimé par l'enfant. Les commentaires sont sincères et on doit s'assurer d'avoir l'attention de l'enfant lorsqu'on les exprime. Par ailleurs, les verbalisations se doivent d'être spécifiques (comme elles portent sur la parole, un simple « Bravo! » n'est pas suffisant) tout en étant variées, fréquentes sans pour autant être dérangeantes dans la conversation ou perturber l'échange. Sans compter que les parents doivent tenter de demeurer attentifs à la réaction de leur enfant pour s'ajuster au besoin en cours de route. Ouf! Il y a beaucoup d'éléments à garder en tête. N'ayez crainte: dans l'éventualité où vous entamez le PL avec votre enfant, votre orthophoniste vous enseignera ces habiletés étape par étape et s'adaptera à votre rythme. Les différents types de verbalisations contingentes (pour la parole fluide et le bégaiement) démontrés aux parents par l'orthophoniste apparaissent au tableau 5.1.

Tableau 5.1 | Verbalisations parentales contingentes du PL

Production de l'enfant	**Parole fluide**			**Bégaiement**	
Verbalisations parentales contingentes	Reconnaissance	Encouragement	Demande d'autoévaluation	Reconnaissance	Demande d'autocorrection

Les verbalisations contingentes

Verbalisations contingentes pour la parole fluide

Ces renforcements positifs sont utilisés uniquement quand la parole de l'enfant est parfaitement fluide dans un énoncé complet. Dans le doute, on s'abstient de commenter. Il y a trois types de renforcements positifs :

› **Reconnaissance**

Sur un ton neutre, le parent reconnaît simplement que la phrase produite par son enfant était fluide. C'est le type de renforcement qui est fait le plus souvent.

Ex. : « Ça a bien coulé », « C'était bien dit » « Belle parole », « C'était fluide », « Les mots glissaient ».

› **Encouragement**

Sur un ton plus enjoué, plus enthousiaste (mais sans exagération), le parent félicite son enfant pour sa parole fluide.

Ex. : « Quelle belle parole ! », « Wow, tes mots glissaient super bien ! », « Que c'est bien dit, ça ! »

› **Demande d'autoévaluation**

Cette façon de renforcer la parole fluide de l'enfant, réalisée moins fréquemment, l'aide à prendre graduellement conscience de sa parole. La demande est effectuée seulement lorsque la parole est fluide, et on s'attend à ce que la réponse du jeune soit « oui ». Les demandes d'autoévaluation peuvent concerner un seul énoncé ou une production plus longue.

Ex. : « Est-ce que c'était de la belle parole ? », « Trouves-tu que tes mots glissaient bien ? », « Est-ce que c'était bien dit ? »

Verbalisations contingentes pour la parole bégayée

Une fois les renforcements positifs bien mis en place, le parent aura à agir sur la parole bégayée de l'enfant en lui signalant quelquefois ses disfluidités sur un ton léger et sans jugement négatif. Ces commentaires sont à utiliser seulement lorsqu'on entend un moment de bégaiement non ambigu (qui ne correspond pas à une disfluidité normale) dans la parole de l'enfant. Encore une fois, dans le doute, on s'abstient de commenter. Il y a deux types de verbalisations pour le bégaiement :

› **Reconnaissance**

  L'habileté à distinguer le bégaiement d'une disfluidité normale est essentielle pour le parent dans cette approche. Elle lui est enseignée par l'orthophoniste. Tout comme pour la reconnaissance de la parole fluide, le ton pour la reconnaissance d'un moment de bégaiement doit être neutre. De plus, la reconnaissance doit être effectuée avec une phrase positive (ex. : « J'ai entendu une bosse » au lieu de « Ça n'a pas bien glissé »). C'est une observation affirmative, courte et qui ne perturbe pas l'échange.

  Ex. : « C'était difficile de dire... », « J'ai entendu une bosse », « C'était une bosse », « Oups, c'est resté collé ».

› **Demande d'autocorrection**

  Cette demande, réalisée sur un ton neutre, peut concerner un mot ou un énoncé bégayé. Le parent permet à l'enfant de refuser la demande d'autocorrection. Si l'autocorrection n'est pas réussie ou si elle est ignorée par l'enfant, le parent peut offrir le modèle. Dans tous les cas, il faut éviter de pratiquer le bégaiement (demander à l'enfant à répétition de s'autocorriger alors qu'il n'y parvient pas).

  Ex. : « Peux-tu enlever la bosse ? », « Peux-tu le redire sans bosse ? », « Dis-le en faisant glisser les mots », « Peux-tu le dire en laissant couler les mots ? », « Essaie encore en glissant ».

  Petit à petit, l'enfant apprend à reconnaître les moments où sa parole est fluide ou bégayée et comprend naturellement comment effacer les petites bosses. Des verbalisations facultatives existent dans le PL, dans les cas où l'enfant autoévalue sa parole ou s'autocorrige sans incitation de son parent. L'orthophoniste les introduit si nécessaire.

Un petit plus

Vous vous demandez peut-être comment nous en sommes venus à savoir que le bégaiement chez l'enfant répondait bien à des traitements de nature comportementale, où on met en place des renforcements pour augmenter la fluidité et des « punitions » pour diminuer la fréquence du bégaiement. Tout a commencé au début des années 1970, quand les premières recherches sur le bégaiement ont émergé en laboratoire, aux États-Unis. Trois chercheurs (Martin, Kuhl et Harodson, 1972) ont eu l'idée de mettre au point le dispositif suivant : un enfant de maternelle discutait avec une marionnette qui était éclairée dans une boîte transparente. L'enfant prenait plaisir à discuter une vingtaine de minutes avec elle. Pour l'expérimentation, un chercheur éteignait la lumière quelques secondes chaque fois que l'enfant bégayait, de sorte que la marionnette disparaissait (punition). Après un court laps de temps, la lumière revenait, et l'enfant et la marionnette continuaient leur conversation. Les deux enfants ayant participé à cette recherche ont cessé de bégayer et la fluidité s'est transférée à leur milieu de vie. Les chercheurs étaient américains, mais avaient comme stagiaire un Australien, Roger Ingham, qui faisait sa thèse à l'époque. Ce fut le point de départ du Programme Lidcombe, dont l'efficacité est validée par le plus grand nombre d'études !

Les mesures de la parole

En plus de commenter la parole de leur enfant, les parents notent quotidiennement des mesures à son sujet sur un graphique remis par l'orthophoniste. Ces mesures sont utilisées dans toutes les rencontres cliniques des phases 1 et 2 ; c'est pourquoi il est primordial que les parents les apportent toujours. Les mesures permettent de suivre de près les effets du traitement et sont essentielles à l'orientation des décisions cliniques. Chaque jour, les parents évaluent la fluidité de la parole de leur enfant à l'aide d'une note sur une échelle de 0 à 9.

La note choisie reflète l'ensemble de la journée. L'échelle de sévérité (ÉS) doit être cotée de la façon suivante :

0 – Aucun moment de bégaiement

2 – Bégaiement très léger

9 – Bégaiement extrêmement sévère

Bien entendu, il est rarement possible pour les parents de passer toute la journée avec leur enfant et de surveiller de près sa parole ! C'est pourquoi ils sont encouragés à recueillir de l'information supplémentaire auprès des membres de la famille, des amis et du personnel en garderie ou à l'école afin de déterminer les valeurs de l'ÉS. Dans le cas d'un enfant bilingue, il est possible que l'orthophoniste demande aux parents de noter les valeurs de l'ÉS quotidiennement dans les deux langues tout au long du suivi.

Les valeurs de l'ÉS sont complémentaires au calcul du pourcentage de syllabes bégayées (% SB) fait par l'orthophoniste au début de chaque rencontre clinique. Cette fréquence indique combien de syllabes sont bégayées par l'enfant sur 100 syllabes dites. Le % SB donne la fréquence, mais pas la sévérité ni le type de bégaiement. La mesure de l'ÉS est sensible aux changements et aux variations de sévérité quotidiennes non détectés par le % SB. Elle varie selon la durée des moments de bégaiement, le nombre de réitérations, la présence ou non de tension et de mouvements associés ainsi que le type et la fréquence des hésitations.

La plupart du temps, on observe peu de changement dans la fluidité de l'enfant au cours des trois ou quatre premières semaines. En effet, la fluidité est souvent instable en début de traitement. Le premier signe d'une amélioration est souvent une diminution de la variabilité des valeurs de l'ÉS. Selon une étude, on peut observer une réduction moyenne de 30 % de la sévérité après quatre semaines.

Pour passer de la phase 1 à la phase 2 du programme, les critères de parole à atteindre sont les suivants :

- Les valeurs de l'ÉS notées par l'orthophoniste en clinique sont de 0 ou 1 pendant trois semaines consécutives ;
- Les valeurs de l'ÉS notées sur le graphique sont de 0 ou 1, avec une majorité de 0 pendant la semaine, et ce, durant trois semaines consécutives.

Ainsi, on peut passer à la phase de maintien quand l'enfant arrive à avoir une parole fluide dans le quotidien et qu'une stabilité s'instaure. L'écoute d'enregistrements réguliers de la parole de l'enfant à la maison permet d'orienter les décisions cliniques de l'orthophoniste. Ne soyez donc pas surpris si votre orthophoniste vous sollicite régulièrement pour obtenir des enregistrements de la parole de votre enfant. La participation des parents est essentielle à la réussite du traitement, et celui-ci doit être appliqué chaque jour. Selon une étude, 85 % des enfants maintiennent leur fluidité pendant un an après avoir terminé la phase 2.

Le rôle de l'orthophoniste

La spécialiste du bégaiement forme le parent accompagnateur en clinique (car les deux parents sont rarement présents) en lui apprenant comment évaluer la parole de son enfant, rapporter les mesures sur le graphique et exprimer les commentaires sur la parole. Elle détermine à quel moment utiliser un type de commentaire particulier, selon la progression du jeune. Elle s'assure que les verbalisations ne sont pas constantes, intensives ou dérangeantes, et qu'elles sont adaptées et individualisées pour chaque enfant et chaque parent. En effet, l'enfant doit prendre plaisir au traitement. Pendant le suivi, les verbalisations contingentes changent à mesure que le bégaiement de l'enfant diminue. Elles sont d'abord faites dans des contextes conversationnels soigneusement structurés (une période de 10 minutes par jour, souvent au moyen d'un jeu) afin de permettre à l'enfant d'avoir une parole pratiquement fluide (valeurs de l'ÉS de 0 ou 1) et au parent d'apprendre à appliquer le traitement. Les activités choisies sont réalisées de manière à ce que l'enfant produise des énoncés plus ou moins longs pour obtenir une parole fluide. L'orthophoniste explique au parent comment maximiser la production de parole fluide au cours d'une activité en ajustant le niveau de structure de la conversation. L'objectif est de graduellement enlever le contrôle sur la conversation et de faire des verbalisations contingentes en conversations non structurées lorsque les valeurs de l'ÉS sont basses. Il se peut que le traitement se fasse simultanément en conversations structurées et non structurées. L'orthophoniste discute avec le parent des façons d'introduire dans la vie de tous les jours les verbalisations contingentes en conversations non structurées uniquement. À chaque rencontre clinique, la professionnelle évalue la parole de l'enfant à l'aide de mesures (% SB, ÉS), fait le point sur la semaine écoulée à l'aide du graphique, explique l'approche de traitement au parent en introduisant de nouvelles procédures, lui donne de la rétroaction sur la manière de les mettre en pratique à la maison et résume les attentes pour la semaine suivante.

Une fois la phase 2 amorcée, les parents n'ont plus à remplir le graphique tous les jours. Comme les rendez-vous sont de plus en plus espacés, ils rapportent des mesures de la parole sur le graphique uniquement la semaine précédant le rendez-vous en orthophonie. Lors de chaque visite clinique, l'orthophoniste discute avec le parent présent de la parole de l'enfant, des mesures obtenues, des actions à prendre et du retrait méthodique du traitement. Avec son aide, le parent diminue progressivement le nombre de commentaires positifs prodigués à l'enfant. Les temps de conversations structurées sont abandonnés. L'orthophoniste détermine si les critères du programme sont maintenus et planifie la prochaine rencontre. En cas de rechute, le parent a été formé par l'orthophoniste et est en mesure de solutionner lui-même les problèmes.

Le Programme Palin Parent-Child Interaction

Ce programme de traitement indirect du bégaiement a été développé dans les années 1980 au Michael Palin Centre, à Londres. Il s'adresse aux enfants de 7 ans et moins. Consistant en du counseling parental, il vise à changer les comportements et attitudes des parents quand ils interagissent avec leur enfant. Ainsi, l'interaction parent-enfant est au centre de cette approche, qui est utilisée seule ou en incluant une thérapie directe pour la parole. Bien que les parents ne soient pas à l'origine du bégaiement de leur enfant, ils peuvent avoir une influence marquée sur les caractéristiques du trouble, l'adaptation émotive de l'enfant et l'amélioration de sa fluidité. Le Palin Parent-Child Interaction (PCI) est un traitement très structuré qui agit sur les facteurs amplifiant le bégaiement chez l'enfant. Grâce à des vidéos filmées à la maison ou en clinique (périodes de jeu entre l'enfant et ses parents), il permet aux parents de remarquer ce qui aide leur enfant à parler de manière fluide — en termes de stratégies d'interaction, de stratégies familiales et de stratégies de parole pour l'enfant — et de leur donner de la rétroaction. Bref, les vidéos permettent d'alimenter la discussion entre la clinicienne et les parents et à identifier les éléments qui facilitent la fluidité naturelle de leur enfant.

Dans le PCI, le bégaiement est abordé ouvertement avec les parents pour leur permettre de développer leurs connaissances sur le sujet, de mieux comprendre ce trouble de la parole et, si nécessaire, de devenir plus confiants quant à leurs actions et, ainsi, diminuer leur anxiété. Il est préférable que la famille soit ouverte à discuter du bégaiement avec l'enfant, car il est probable que tôt ou tard, celui-ci ait envie d'en parler. Inutile de minimiser ou nier le problème, d'en faire un sujet tabou ou, à l'inverse, de mettre trop l'accent sur le bégaiement de l'enfant en exigeant une élocution parfaite, ce qui est également contre-productif, en plus de devenir une source de stress. Les parents sont impliqués non seulement dans la réalisation du traitement à la maison, mais également dans le choix des objectifs de traitement, toujours dans le but de réduire le bégaiement afin que la fluidité soit dans les limites de la normale.

Le PCI se divise en trois phases :

› **Phase 1.** Six rencontres hebdomadaires d'une heure avec les deux parents et l'enfant.
› **Phase 2.** Six semaines de consolidation hors clinique.
› **Phase 3.** Rencontre pour faire un retour, une réévaluation et orienter la prise de décisions cliniques.

Lors de chaque rencontre de la phase 1, les parents et l'orthophoniste discutent des forces et des besoins de l'enfant. La clinicienne répond aux questions des parents, émet des recommandations et filme l'interaction avec chaque parent. Lors du visionnement des vidéos, le parent identifie, avec l'aide de l'orthophoniste, ce qu'il fait de bien et ce qu'il aimerait faire davantage pendant la semaine à venir pour favoriser la fluidité de son enfant. Les parents tentent d'atteindre l'objectif choisi en clinique alors qu'ils sont filmés. Des périodes ciblées (qu'on appelle des « moments spéciaux »), d'une durée d'environ cinq minutes, trois à sept fois par semaine, sont ensuite déterminées jusqu'à la prochaine rencontre. Durant ces moments, l'enfant choisit une activité à la maison et les parents mettent en pratique les stratégies discutées et démontrées en clinique. La clinicienne remet de la documentation aux parents en lien avec les stratégies d'interaction si elle le juge nécessaire.

Le PCI ne prescrit pas de cibles particulières quant aux stratégies d'interaction à mettre en place. Tout comme le PL, ce programme est personnalisé et adapté à chaque famille. Les parents choisissent des stratégies en fonction des besoins qu'ils perçoivent chez leur enfant et de leur reconnaissance des moments où celui-ci connaît une parole plus fluide. Comme la modification d'une stratégie peut avoir un impact sur d'autres, les cibles ne sont pas toutes identifiées au début de la thérapie, mais plutôt au fur et à mesure des rencontres.

Plusieurs stratégies d'interaction sont possibles :

- Suivre l'initiative de l'enfant dans le jeu ;
- Adapter son langage au niveau de l'enfant (simplifier son vocabulaire, reformuler et allonger les énoncés de l'enfant) ;
- Équilibrer les questions et les commentaires en conversation (éviter de poser trop de questions) ;
- Diminuer le débit de parole (parler moins rapidement) ;
- Faire davantage de pauses afin d'accorder du temps à l'enfant pour initier, répondre ou finir ce qu'il dit ;
- Avoir un bon contact avec l'enfant lors des échanges en favorisant le contact visuel, en se positionnant à sa hauteur ou en utilisant l'humour ou la surprise pour favoriser l'attention-concentration.

Marc, James, Yann et Daphné

Stratégies d'interaction du PCI à cibler pour différentes situations

Suivre son enfant

Marc et sa maman s'amusent beaucoup en construisant une tour de blocs. Marc s'installe au sol, dos à sa mère. La majorité des blocs étant sur la table, la mère, assise sur sa chaise, essaie de lui transmettre ce qu'il demande, avec peu de succès. Le bégaiement du garçon augmente de façon importante.

Adapter les productions langagières du parent à celles de l'enfant

James a 3 ans et demi. Il joue à la pâte à modeler avec son père et décrit ce qu'il fait. Le papa, ne l'ayant pas vu depuis deux jours, essaie de savoir ce que l'enfant a fait chez ses grands-parents pendant la fin de semaine. James tient un discours décousu et disfluide.

Laisser l'enfant commencer le jeu ou l'échange

Yann a fait un dessin à la garderie. Sa maman lui dit qu'elle le trouve superbe. Elle lui demande si c'est un pirate. Elle veut savoir ce qu'il fait et si c'est un perroquet qu'elle voit au loin. Elle l'interroge sur ce qu'il a dans sa main et sur sa tête. Yann bégaie, mais il connaît toutes les réponses.

Utiliser des pauses et ajuster le débit

Daphné a 4 ans et présente un bégaiement important. C'est une enfant qui a beaucoup à dire, mais qui a de la difficulté à prendre sa place à cause de ses blocages en début d'énoncés. Comme les échanges sont denses à la maison — notamment avec ses trois autres sœurs —, elle peine parfois à placer un mot.

Des stratégies familiales peuvent également être identifiées:

- Parler ouvertement du bégaiement avec l'enfant;
- Gérer les tours de parole (faire en sorte que le tour de parole soit respecté);
- Favoriser le développement de la confiance en soi de l'enfant;
- Aider l'enfant à gérer ses émotions;
- Aider l'enfant qui est exigeant envers lui-même à ajuster ses attentes;
- Aider les parents à réduire les demandes liées à la performance verbale de leur enfant;
- Ajuster le rythme de vie;
- Gérer le comportement de l'enfant;
- Instaurer des routines familiales;
- Favoriser un meilleur sommeil.

En outre, le jeune peut être outillé avec différentes stratégies de parole:

- Réduire son débit (parler comme la tortue);
- Faire des pauses pour penser;
- Amorcer la parole en douceur;
- Être plus concis;
- Avoir un contact visuel et une attention dirigée.

Une fois la phase 2 amorcée, les parents mettent en pratique ce qu'ils ont appris et travaillé en thérapie pendant 6 semaines, toujours au moyen des moments spéciaux. Finalement, lors d'une dernière rencontre qui marque la phase 3 du programme, la situation est réévaluée. Si la fluidité est dans les limites de la normale, des rencontres de maintien plus espacées sont suggérées. À l'inverse, si le bégaiement persiste, une approche plus directe, comme le PL, peut être indiquée pour poursuivre le traitement.

La notion de progression retrouvée dans le PL s'applique également au PCI. En effet, l'orthophoniste explique et démontre des stratégies à l'aide de jeux. L'enfant a donc l'occasion de s'exercer en contexte structuré, alors que les parents s'exercent quotidiennement à domicile dans des contextes de moins en moins structurés et que des encouragements sont utilisés sur une base régulière. Néanmoins, contrairement au PL, peu de recherches ont été réalisées sur le PCI (uniquement quelques études de cas menées par le Michael Palin Centre), de sorte que son efficacité n'a pas été aussi bien démontrée, bien que l'approche semble prometteuse. D'autres études devront être menées.

Traitement en orthophonie chez les enfants d'âge scolaire

À partir de l'âge d'environ 6 ans, l'orthophoniste traitera directement la parole des enfants qui bégaient en leur enseignant comment parler autrement, de manière plus fluide. À cet âge, ces enfants n'ont que très peu de chances de récupérer naturellement et présentent un bégaiement chronique, souvent plus saillant, tant sur le plan des manifestations visibles et audibles (plus de blocages et de prolongements audibles, tension et mouvements associés) que sur celles qui ne le sont pas (émotions négatives). Ces manifestations rendent les enfants qui bégaient plus conscients de leur trouble de la parole et tendent à augmenter les réactions émotives. L'orthophoniste leur fournit des stratégies concrètes pour arriver à diminuer la tension musculaire afin de leur permettre de faire glisser les mots quand ils parlent, et pour contrôler les mouvements lors des moments de bégaiement de manière à en diminuer l'importance et à les rendre plus acceptables. Le choix des approches d'intervention parmi la panoplie d'options possibles dépend de chaque enfant et varie selon différents facteurs : son niveau de maturité, ses expériences en lien avec le bégaiement, son niveau de conscience du problème, ses réactions émotives de même que l'âge d'apparition et la durée du bégaiement. Certains enfants âgés de 6 à 12 ans bénéficient davantage d'un traitement destiné aux enfants d'âge préscolaire et d'autres d'un traitement qui s'adresse à la base aux adolescents.

Le Programme Lidcombe (PL) incluant quelques adaptations, les techniques de façonnement de la fluidité et la modification du bégaiement sont trois types d'interventions qui sont utilisés pour la restructuration de la parole. Ces interventions peuvent aussi être combinées pour augmenter l'efficacité du traitement, selon les besoins du jeune. Comme nous l'avons vu, on n'élimine pas le bégaiement : on le contrôle. L'acceptation fait aussi partie du traitement. Accepter son bégaiement plutôt qu'essayer de le cacher réduit la tension et diminue ce dernier. Il est primordial d'éviter les objectifs thérapeutiques irréalistes pouvant mener à un sentiment d'échec injustifié. Si l'enfant présente des comportements d'évitement et des émotions négatives associées à son trouble de la parole, l'orthophoniste intervient non seulement sur la parole, mais également sur les pensées, l'image de soi, la confiance, les émotions, la participation sociale et les comportements. Cela constitue un autre volet de la thérapie. En effet, un enfant qui a à son actif une histoire plus longue de bégaiement et un développement cognitif plus avancé est souvent très conscient de son bégaiement et développe des réactions émotives face à la parole, allant de la frustration à l'évitement, en passant par la honte et l'anxiété. L'intimidation et les moqueries peuvent également entrer en jeu, car les pairs sont, eux aussi, plus conscients de la différence. La désensibilisation, l'affirmation de soi, la thérapie cognitivo-comportementale et la thérapie de groupe sont quatre approches ciblant l'acceptation et la sphère des pensées, des émotions et des comportements. Les thérapies en orthophonie visent donc non seulement à diminuer le bégaiement, mais aussi à encourager le jeune à communiquer malgré le bégaiement et à l'aider à faire face aux situations de communication, aux moqueries et à l'intimidation.

Même à l'âge scolaire, l'implication des parents dans le traitement en orthophonie est fortement recommandée, d'abord parce que les parents demeurent le point d'ancrage dans la vie de l'enfant et, ensuite, parce qu'on ne peut s'attendre à ce que ce dernier soit pleinement autonome et responsable de son traitement et des exercices à réaliser à domicile. Ainsi, en collaboration avec l'orthophoniste, vous aiderez votre enfant à surmonter ses difficultés de parole et, par le fait même, vous favoriserez le développement de sa confiance en lui, ce qui aura certainement des répercussions positives sur ses apprentissages. L'orthophoniste vous inclura à part entière dans les objectifs d'intervention en vous renseignant sur le bégaiement, en vous permettant d'exprimer ce que vous ressentez et en identifiant les facteurs familiaux affectant la fluidité de l'enfant. En fait, les parents devraient toujours être impliqués dans le traitement afin de favoriser un transfert des habiletés acquises en milieu clinique dans le quotidien.

Par ailleurs, à l'âge scolaire, la motivation de l'enfant devient davantage un enjeu, et celle-ci peut devenir problématique à certains stades du traitement. Vous devez donc vous attendre à ce que votre enfant soit amené à participer davantage aux décisions concernant sa thérapie en orthophonie afin de maintenir son intérêt pour les activités et les tâches à réaliser.

Programme Lidcombe adapté

L'approche par conditionnement opérant dans laquelle les parents commentent la parole de l'enfant sans introduire un nouveau modèle de parole est typiquement utilisée avec les enfants d'âge préscolaire. Cependant, elle peut aussi s'avérer efficace, lorsqu'elle est combinée avec d'autres approches, auprès des enfants d'âge scolaire. Le PL est un traitement simple qu'on privilégie bien souvent pour commencer, en association avec l'utilisation d'un modèle de parole si nécessaire. Quelques adaptations doivent tout de même être mises en place pour arriver à des résultats satisfaisants.

D'abord, l'orthophoniste mise sur une participation active du jeune tout au long de la thérapie. Elle lui demande de s'accorder une note sur l'échelle de sévérité (ÉS) et de la noter par écrit. Ainsi, les parents ont à noter leur graphique, mais le jeune doit effectuer le même exercice qu'eux en fin de journée pour autoévaluer sa parole. Dépendant de son âge et de sa maturité, l'enfant pourrait être amené à réaliser cet exercice sur son propre graphique ou en coloriant des thermomètres *(voir la figure 5.1)*. Le jeune peut aussi participer à la prise de décision concernant le choix des activités en thérapie et à la maison pour compléter le programme, la fréquence et la formulation des commentaires, le choix des périodes de pratique à la maison ainsi que la détermination d'objectifs d'intervention réalistes pouvant être révisés au besoin (en exprimant explicitement quel niveau sur l'ÉS serait satisfaisant pour lui, par exemple). Ainsi, il y a moins de décisions unilatérales de la part des parents et davantage de négociation avec l'enfant.

Figure 5.1 | Thermomètres hebdomadaires à colorier par l'enfant pour autoévaluer sa parole

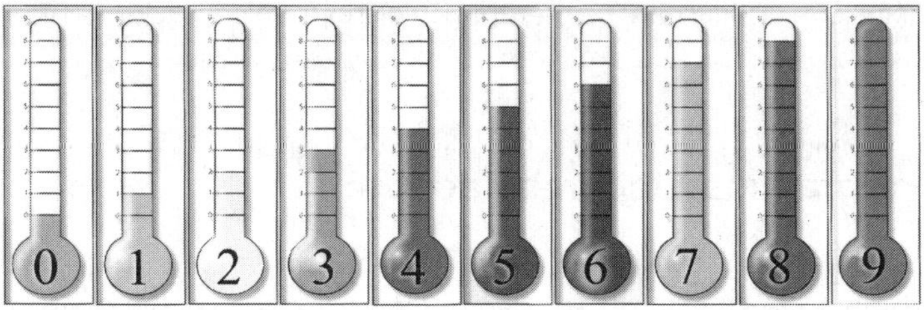

Source : Claudine Toupin-Rochon, Programme des troubles de la communication du CRME

L'orthophoniste doit également tenir compte de la réalité des jeunes d'âge scolaire. Autant que possible, les rendez-vous sont établis de façon à limiter les absences en classe et la clinicienne s'assure que les exercices de thérapie ne surchargent pas l'horaire de l'enfant, déjà bien rempli de devoirs, de leçons ou d'activités parascolaires. Il ne faut surtout pas que la thérapie devienne un fardeau ! Comme le jeune est davantage conscient de ses difficultés et qu'il fait preuve d'une meilleure compréhension, l'orthophoniste utilise des commentaires plus spécifiques. Quand la motivation n'est pas au rendez-vous, la fratrie ou un ami peut être invité aux thérapies.

Par ailleurs, la capacité à s'autoévaluer et à s'autocorriger est une habileté qu'on souhaite développer autant que possible chez le jeune d'âge scolaire, afin de le rendre plus responsable de sa parole. On l'encourage à être positif quand il fait des autoévaluations et des autocorrections. L'orthophoniste peut renforcer le jeune verbalement à l'aide d'un commentaire, mais aussi de manière plus visuelle ou tangible grâce à un système de jetons (ex. : l'orthophoniste lui remet un jeton blanc chaque fois que la parole est fluide et un jeton bleu chaque fois qu'il s'autocorrige).

Finalement, le PL est introduit simplement et des éléments de restructuration de la parole (techniques de façonnement de la fluidité) sont ajoutés lorsque cela est jugé nécessaire.

Selon différentes études, le PL s'est montré efficace pour le traitement du bégaiement chez les enfants d'âge scolaire. Sa durée est généralement la même que pour les enfants d'âge préscolaire (un an et quatre mois), ou légèrement plus longue. Cependant, la fluidité acquise lors de la phase 1 du programme est plus fragile et moins stable en phase 2. Une certaine vigilance est nécessaire pour réagir adéquatement en cas de rechute.

Les techniques de façonnement de la fluidité

Cette approche d'intervention utilisée avec les enfants d'âge scolaire, les adolescents et les adultes vise à amener la personne qui bégaie à modifier la production de sa parole pour la rendre plus fluide. Puisqu'on montre un nouveau modèle de parole à la personne qui bégaie, on doit bien entendu se soucier de la naturalité de la parole. Le recours à des techniques de façonnement de la fluidité implique d'enseigner des stratégies au jeune afin qu'il les utilise dans son quotidien pour favoriser la fluidité. Pour y parvenir, l'enfant ou l'adolescent doit effectuer des exercices tous les jours pour pratiquer ses stratégies de fluidité. Cela permet le transfert et la généralisation de la fluidité dans son quotidien. Les parents sont eux aussi informés des techniques. Voici les principales stratégies employées :

Débit ralenti

Stratégie qui exige de parler plus lentement pour améliorer la coordination des mouvements de la parole. Attention, ça ne veut pas dire de parler comme un robot !

Initiation douce

Stratégie utilisée pour amorcer la parole avec des mots qui débutent par une voyelle. Il s'agit de laisser sortir un flot d'air avant de produire la voyelle, comme un « h » aspiré avant la vibration des cordes vocales.

Ex. : « allô » ➛ « hhhallô »

Contact léger

Stratégie utilisée pour amorcer la parole avec des mots qui débutent par une consonne. Il s'agit de parler en faisant en sorte que les articulateurs se touchent à peine lors de la production de la consonne, comme si on avait des coussins d'air dans la bouche.

Ex. : « pantalons » ➛« pantalons »

Fusionnement

Technique qui consiste à « attacher » plusieurs mots ensemble sur une même expiration, de sorte que la phrase est liée plutôt que découpée à chaque mot. La vibration des cordes vocales se poursuit sur les autres mots et il y a un débit d'air continu.

Ex. : « J'ai étudié avec mon ami pour mon examen » (dit sur deux expirations, la personne reprenant de l'air après le mot « étudié »). ➛ « J'ai étudié avec mon ami pour mon examen » (sur une même expiration).

Segmentation

Technique qui consiste à séparer les énoncés plus longs en paquets de mots et à glisser sur chacun d'eux. Les coupures doivent se faire à des endroits naturels de la phrase, de manière à regrouper les idées qui vont ensemble.

Ex. : « J'ai fait un château de sable au parc avec Justin et Coralie puis on a fait un pique-nique » ➛ « J'ai fait un château de sable/ au parc/avec Justin et Coralie/puis on a fait un pique-nique. »

Parole prolongée ou parole facile

Stratégie dans laquelle on allonge les différents sons du discours en adoucissant leur production en même temps, comme si on jouait un film au ralenti. La parole est étirée.

Ex. : « J'ai mangé une crème glacée » ➛ « J'...ai... m...an.. g..é... u..ne... cr.. è...me... gl...a...cée ».

Soulignons qu'une stratégie peut s'avérer très efficace avec un enfant qui bégaie et pas pour un autre. Les stratégies qui seront les mieux adaptées dépendent, entre autres, des types de disfluidités dans la parole. Par exemple, un enfant qui produit surtout des blocages sur des consonnes bloquant le passage de l'air, telles que «/p/,/b/,/t/,/d/,/k/,/g/», sera mieux outillé en réalisant des contacts légers qu'en faisant des initiations douces. Un autre qui tend à parler beaucoup et à s'exprimer à travers des énoncés longs et complexes sera mieux servi par la stratégie de la segmentation.

Concernant la progression de la thérapie, chacune de ces stratégies est d'abord travaillée avec l'orthophoniste dans des contextes structurés où les énoncés sont courts (ex. : activités de dénomination à travers un jeu de mémoire). Avec le temps et la pratique, les exercices sont réalisés dans des contextes de moins en moins structurés, plus spontanés et naturels, se rapprochant de la conversation (ex. : jeu de devinettes, inventer une histoire, poser des questions au commis d'un magasin). Si la thérapie a lieu dans un milieu clinique, la clinicienne amène l'enfant hors du bureau dès qu'il est prêt — et après avoir pratiqué les techniques efficaces pour lui —, afin de faciliter la généralisation des stratégies de fluidité. Ensuite, elle demande à l'enfant de relever des défis dans la vie de tous les jours (ex. : au téléphone, en classe, à la maison). Pour l'aider à transférer ses acquis dans la vie quotidienne, l'enfant peut aussi inviter des amis ou des membres de sa famille en clinique. Finalement, les situations de communication plus complexes (ex. : échange entre plusieurs personnes, communication dans un environnement bruyant) peuvent aussi faire l'objet d'exercices, dépendant de chaque enfant.

Modification du bégaiement

Cette approche d'intervention est principalement utilisée avec les adolescents et les adultes, mais peut également l'être avec des enfants d'âge scolaire. Elle vise à diminuer l'aspect anormal du bégaiement et sa fréquence en amenant le jeune à comprendre ce qui se passe dans son corps quand il bégaie. Cela lui servira éventuellement à améliorer sa parole, par exemple en relâchant la tension musculaire. Autrement dit, l'enfant développe des habiletés pour bégayer plus facilement, pour changer le bégaiement en patrons moteurs moins tendus et plus faciles, continus et normaux. Dans cette approche, la vidéo ou le miroir s'avèrent très utiles pour que le jeune réalise ce qu'il fait quand il bégaie. Il est invité à faire une pause après chaque moment de bégaiement et à décrire ce qui s'est produit quand il a bégayé (ex. : « J'ai retenu ma respiration, j'ai serré ma gorge »). L'orthophoniste complète ces considérations avec ses observations. Le jeune apprend à s'autoévaluer et à autocorriger ses mouvements de la parole dans trois phases distinctes :

› **Après un moment de bégaiement.** Le patient change le bégaiement après qu'il soit survenu. Pour ce faire, il complète son moment de bégaiement, fait une courte pause le temps d'identifier les comportements contre-productifs, de réduire la tension et de planifier les changements, et répète le mot bégayé en apportant les modifications nécessaires. Autrement dit, la personne s'arrête et reprend le mot sur lequel elle a buté.

› **Pendant un moment de bégaiement.** Le patient doit être habile à analyser rapidement son bégaiement pour parvenir à cette étape, où la pause est éliminée afin que les changements soient faits en cours de route (ex. : réduction de la tension), dès que le bégaiement survient. Si la modification échoue pendant le bégaiement, le patient doit faire une modification post-bégaiement.

› **Avant un moment de bégaiement.** Il s'agit de l'étape la plus difficile, celle qu'on vise ultimement et qui consiste à modifier les comportements avant même la réalisation du bégaiement. Après plusieurs heures de pratique, le patient devrait être en mesure d'identifier les comportements qui risquent d'amener du bégaiement et de les changer *a priori*.

Cette technique aide à diminuer les émotions négatives face au bégaiement et à augmenter le sentiment de contrôle lorsqu'un moment de bégaiement survient. En effet, plus le jeune parle ouvertement et objectivement de son bégaiement dans son entourage, moins il y a de réactions émotives associées, plus il allège la pression, a la liberté de travailler ses techniques et note une meilleure écoute de la part de ses interlocuteurs. Le jeune doit également effectuer des exercices tous les jours pour transférer et généraliser ses habiletés dans son quotidien.

Un petit plus

Pour amener une personne à modifier sa façon de bégayer de manière à diminuer la tension musculaire, il peut être aidant de le faire initialement dans des moments de bégaiement intentionnels. Ainsi, l'orthophoniste peut demander au patient de bégayer volontairement afin de mieux comprendre ce qui se passe dans son corps et exercer un meilleur contrôle lors des moments de bégaiement volontaires.

Désensibilisation

Les approches expliquées précédemment se focalisent sur la manière de produire une parole fluide. D'autres approches doivent être mises en branle au moment de s'occuper des attitudes et des émotions négatives. Leur importance ne suit pas nécessairement la sévérité du bégaiement : certains jeunes sont plus vulnérables aux sentiments d'embarras, de peur et de honte. Rappelez-vous la figure 3.1 *(voir page 69)* illustrant le cycle dans lequel le bégaiement entraîne des pensées et des émotions négatives, lesquelles font augmenter la tension — et par le fait même le bégaiement —, ce qui exacerbe les émotions. Quand le bégaiement persiste dans le temps sans traitement, le jeune risque davantage de développer de l'anxiété sociale et de voir son estime de soi chuter. À partir du moment où on observe la présence de réactions émotives de sa part, une intervention devrait être menée. La désensibilisation aspire à diminuer les réactions émotives en faisant comprendre à l'enfant qu'il n'est pas le seul à bégayer, en dédramatisant, en parlant du bégaiement et en affrontant des situations de parole de plus en plus difficiles.

Riyad

Riyad évite autant que possible de poser des questions en classe en raison de son bégaiement. Son orthophoniste a décidé de s'attarder à cet aspect en lui proposant un défi à relever chaque semaine. Avec l'aide de Riyad, elle a décortiqué la situation de communication difficile en plusieurs petites étapes. Ainsi, la première semaine, Riyad devait aller voir la secrétaire de son école pour lui poser une question, défi qu'il a relevé avec brio. La semaine suivante, il devait aller poser une question à son enseignant après le cours. Puis, avant la thérapie subséquente, Riyad s'est senti suffisamment en confiance pour poser une question à un petit groupe d'élèves dans sa classe. Finalement, après six semaines, il s'est risqué à poser une question en classe, en levant la main.

Pour ce faire, l'orthophoniste peut lui lire ou lui faire lire une histoire avec un personnage de son âge qui bégaie. Il existe plusieurs livres courts et amusants visant à insuffler du courage aux enfants qui bégaient. Vous en trouverez de nombreux exemples dans la section Ressources à la fin du livre.

Au fil des échanges avec l'orthophoniste (ou avec d'autres enfants en thérapie de groupe, approche que nous verrons plus loin), l'enfant est appelé à partager des expériences négatives vécues en lien avec le bégaiement. En s'exprimant librement, il diminue ainsi la tension émotive et évite de garder le tout à l'intérieur de lui. L'orthophoniste peut employer différents médiums pour amener l'enfant à s'exprimer au sujet de son bégaiement: le dessin, l'écriture dans un journal de bord, etc.

Avec son aide, le patient sera exposé à un éventail de situations de parole habituellement évitées dans la vie de tous les jours en suivant une hiérarchie planifiée, c'est-à-dire en progressant d'un contexte moins anxiogène à un contexte plus anxiogène (ordre croissant de difficulté et d'appréhension). Par la désensibilisation, on aspire à dissocier les réponses émotives négatives, surtout les peurs irrationnelles ou considérées comme inappropriées, des stimuli (mots, situations, personnes, etc.) qui les déclenchent. Par exemple, disons que le fait de répondre au téléphone s'avère une situation laborieuse pour une personne qui bégaie et qu'elle désire mieux affronter cette situation. Au départ, l'orthophoniste pourrait l'entraîner à téléphoner à un endroit en dehors des heures d'ouverture (de manière à être certaine de tomber sur un répondeur) et à laisser un court message. La prochaine étape pourrait être de téléphoner à un endroit où la personne n'a pas l'habitude d'appeler et de poser une ou deux questions préparées à l'avance et notées sur une feuille. L'étape suivante serait d'avoir un échange téléphonique un peu plus long pour ensuite répondre à un appel en fonction d'un rendez-vous téléphonique (sachant à l'avance qui appellera et à quelle heure), et ainsi de suite jusqu'à parvenir à l'étape ultime de décrocher le téléphone quand il sonne à l'improviste. Il peut aussi s'agir de parler à un ami avant de faire un appel important. Bref, un objectif à long terme est divisé en échelons successifs pour en faciliter l'atteinte. Le patient affronte graduellement des mots ou des situations en commençant par ce qui l'effraie le moins. L'idée est d'acquérir progressivement de la confiance, confiance qui lui servira pour affronter la situation suivante. C'est le même principe que lorsqu'on apprend à skier : on ne prend pas les pistes pour experts en commençant !

Une autre forme de désensibilisation consiste à affaiblir des stimuli anxiogènes en les couplant avec un état de relaxation. Ainsi, l'orthophoniste peut enseigner une méthode de relaxation à l'enfant (comme la relaxation progressive de Jacobson) ou l'encourager à faire une activité qui lui procure un état de détente (ex. : lire ou écouter de la musique). Une fois la technique bien maîtrisée, elle demande au patient, alors qu'il est en état de relaxation, d'imaginer la situation de communication qui génère de l'anxiété et une augmentation du bégaiement (personne, lieu, etc.). Avec la pratique, celui-ci comprend que la situation problématique entraîne une anxiété plus faible lorsqu'il est en état de relaxation. Avec suffisamment de répétitions, le stimulus perd son pouvoir de générer l'anxiété, en pensée et dans la réalité. L'enfant est appelé à faire face à ses peurs directement alors qu'il demeure calme, se prouvant ainsi que le « danger » n'est pas aussi grand qu'imaginé. La désensibilisation lui permet rapidement de réduire son anxiété face à plusieurs situations sans avoir à les expérimenter toutes. Une fois que la séquence est complétée en pensées pour une étape, le patient, lorsqu'il est prêt, expérimente des situations réelles. La visualisation a, selon mon expérience, un grand pouvoir pour diminuer l'anxiété.

Un petit **plus**

Une personne bègue présentant un trouble d'anxiété aurait deux fois plus de chances de faire une rechute qu'une personne qui bégaie, mais qui n'a pas de trouble d'anxiété. D'où la nécessité de considérer cet aspect quand on traite le bégaiement.

Manolo

Manolo, 10 ans, est victime d'intimidation à l'école en raison de son bégaiement. Il n'en a pas parlé à ses parents ni à son professeur. Il tente de se cacher le plus souvent possible pour éviter la situation et est incapable d'affronter les élèves de sa classe qui l'intimident.

Affirmation de soi

L'affirmation de soi est une habileté à développer chez tous les enfants, qu'ils bégaient ou non. Il s'agit de pouvoir agir positivement pour répondre à un besoin ou résoudre un problème, sans bafouer les droits d'autrui ou sans faire le choix de l'évitement. Heureusement, l'affirmation de soi est une habileté pouvant faire l'objet d'un entraînement, et lorsqu'elle est augmentée, l'estime de soi s'en trouve aussi rehaussée. L'orthophoniste peut, par exemple, cibler cet objectif auprès d'un enfant victime des moqueries d'autres enfants en raison de son bégaiement. Trop d'enfants qui bégaient sont des boucs émissaires et décident de ne rien faire parce que l'affirmation de soi passe par un acte qui leur est difficile : la parole.

Un petit plus

Je crois énormément au pouvoir des techniques d'impact lorsque j'interviens comme orthophoniste auprès de mes petits ou grands patients, ou comme conférencière dans les salons ou colloques de toute sorte. Lors d'une conférence que j'animais auprès d'adolescents et d'adultes qui bégaient, j'ai sorti un billet de 20 $ de ma poche et j'ai demandé à mon auditoire qui désirait ce billet. Comme on pouvait s'y attendre, tous ont levé la main. J'ai ensuite froissé le billet dans mes mains, et j'ai réitéré ma question pour savoir qui voulait du billet de 20 $. Encore une fois, l'ensemble du public a levé la main. Je l'ai alors laissé tomber au sol pour marcher dessus avec vigueur et lui faire subir un mauvais traitement. Puis j'ai ramassé le billet visiblement abîmé pour poser la même question à nouveau. Tous, sans exception, ont levé la main. J'ai expliqué que peu importe ce que j'avais fait subir à ce billet, il n'avait pas perdu sa valeur intrinsèque. Et que c'était la même chose pour les personnes qui bégaient lorsqu'elles se font intimider ou qu'on se moque injustement d'elles en raison de leur différence. Peu importe les injustices et les mauvais traitements subis dans le passé, elles ont toujours la même valeur. Cette expérimentation touche bien des gens en les amenant à réfléchir à leur propre histoire.

Grâce à des jeux de rôle reprenant des situations typiques vécues par l'enfant, ce dernier s'exerce à exprimer des réponses qui démontrent qu'il a confiance en lui, sans miser sur la passivité ou sur l'agression et sans entrer dans le jeu de son interlocuteur. Il peut prévoir une réponse polie, mais teintée de sarcasme ou d'humour, par exemple, lorsqu'on lui lancera des regards étranges. Une fois expérimentées dans des jeux de rôle, les techniques peuvent être mises en pratique dans la vie de tous les jours, dans des situations choisies selon une hiérarchie de difficulté qui amènera progressivement l'enfant à sortir de sa zone de confort. Dans le processus d'affranchissement, il est important que celui-ci prenne conscience qu'il n'est pas seulement une personne qui bégaie, mais qu'il est aussi doté de nombreuses autres caractéristiques. Pour ce faire, il est encouragé à rencontrer d'autres personnes qui bégaient afin de travailler l'acceptation de son bégaiement et de développer un sentiment de pouvoir interne en affichant son trouble. Participer à un groupe de soutien est une façon pour les personnes bègues d'associer des éléments positifs à leur différence, de rencontrer des gens qui vivent la même chose et qui n'incarnent pas les stéréotypes que l'on attribue à tort au bégaiement. Ainsi, un groupe de soutien permet de s'affirmer autrement, plus positivement. L'enfant est également sensibilisé à l'importance de parler de son bégaiement dans son entourage de manière à changer les mentalités. C'est pourquoi il est primordial de lui transmettre de l'information sur le bégaiement et de faire en sorte qu'il bégaie ouvertement.

Thérapie cognitivo-comportementale

La thérapie cognitivo-comportementale (TCC) est une approche développée dans les années 1960 pour traiter, à la base, les troubles de santé mentale tels la dépression, l'anxiété, les phobies sociales, la toxicomanie et les troubles alimentaires.

La TCC part du principe que les pensées, les émotions, les réponses physiologiques et les comportements sont intimement liés. Chez les personnes qui bégaient, cette approche vise essentiellement à s'attaquer à l'appréhension liée aux situations de communication en modifiant les schèmes de pensée problématiques, basés sur des perceptions erronées, de manière à ce qu'ils soient plus productifs et influencent positivement les attitudes, les émotions et les comportements dysfonctionnels. Ces derniers peuvent en effet engendrer des problèmes plus importants que le trouble de fluidité lui-même s'il n'y a pas de traitement offert. Grâce au counseling, aux jeux de rôle et à la désensibilisation, on assiste à une reconstruction cognitive où les pensées irrationnelles ou inutiles sont remplacées par des pensées plus justes et aidantes, et où le patient développe des habiletés de résolution de problème. Fait intéressant : la diminution des pensées négatives et de l'anxiété peut entraîner une atténuation importante du bégaiement et favoriserait un meilleur maintien de la fluidité acquise. Cependant, la diminution du bégaiement n'amène pas nécessairement une baisse de l'anxiété face aux situations de communication. C'est pourquoi un traitement spécifique à cet égard est parfois nécessaire pour avoir un impact positif et diminuer l'évitement.

Louis

Louis, 14 ans, devient très stressé et anxieux quand le professeur fait lire les élèves à haute voix. Quand il sait d'avance que ce sera le cas, il essaie d'éviter la situation et se présente à l'infirmerie. Il ne veut pas que les autres rient de lui. Il a peur d'avoir l'air ridicule à cause de son bégaiement.

Voici des exemples de pensées irrationnelles souvent liées à des croyances profondes et acceptées comme des faits :

- « Je vais commencer à bégayer et tout le monde va rire de moi » ;
- « Je bégaie toujours, je ne peux jamais dire un mot » ;
- « Le vendeur pense maintenant que je suis nul, que je suis stupide » ;
- « Chaque fois que je parle à une fille, je bloque sur les mots » ;
- « Je suis pourri ».

Avec la TCC, la validité de ces pensées et de ces croyances est remise en cause et une résolution de problème est amorcée en effectuant un remue-méninges de solutions possibles, en considérant l'implication de chaque solution, en les priorisant, en revoyant leur efficacité et en choisissant d'implanter une autre solution si nécessaire. Le procédé de la TCC encourage la tenue d'un journal de ses pensées, de ses sentiments et de ses réactions. C'est une approche active. Le patient doit changer ses pensées négatives en pensées plus aidantes, affirmatives ou équilibrées. La TCC s'adresse aussi à sa perception de la manière dont les choses devraient être et lui enseigne que ses pensées ne sont pas des prédictions ou des faits. En somme, dans la TCC, on ne nie pas que la personne qui bégaie puisse vivre des situations difficiles et que ses peurs puissent être justifiées. Cette approche ne cherche pas à montrer à l'individu à penser positivement ni à être plus rationnel. Elle met toutefois l'accent sur le développement de forces pour affronter les situations difficiles et d'habiletés de résolution de problème afin que la personne devienne plus flexible dans sa pensée et plus résiliente dans une situation qui n'est pas idéale.

Thérapie de groupe ou *self help*

Lorsqu'un certain travail a été effectué avec l'orthophoniste sous forme de thérapie individuelle, que le jeune s'est exercé à parler de manière fluide à l'aide de différentes techniques, à s'affirmer et à percevoir son bégaiement autrement, entreprendre une thérapie de groupe ou faire partie d'un groupe de soutien (communément appelé *self help*) avec des enfants du même âge peut s'avérer une excellente idée. Une thérapie de groupe ou un groupe d'entraide peut favoriser les échanges et la prise de conscience que la personne qui bégaie n'est pas seule dans sa situation. Elle permet d'évoquer les problèmes communs en partageant des expériences. Cette modalité contribue à diminuer le sentiment d'isolement, à se défaire des préjugés associés au bégaiement, à développer des amitiés et des habiletés sociales, et même à généraliser le transfert des apprentissages faits en milieu clinique, car les situations qui sont répétées ressemblent davantage à celles du quotidien. C'est une occasion en or de mettre en pratique ses techniques de fluidité et de travailler sur l'affirmation de soi. En prévenant un retour à ses vieilles habitudes, le jeune conserve plus facilement ses acquis. Il gagne en confiance, développe un sentiment d'appartenance et reçoit conseils et réconfort de la part de ses pairs. Plusieurs éléments de la communication sociale peuvent être travaillés : maintien du contact visuel lors de la communication, gestion des tours de parole, initiation et maintien de l'échange. En outre, la thérapie de groupe procure un environnement « sécuritaire » et facilitant pour l'expression des sentiments. Prendre part à un groupe de soutien ouvre également la porte à une tonne de ressources sur le bégaiement. Les personnes qui bégaient peuvent prendre connaissance de différentes thérapies réalisées par les autres membres, des spécialistes recommandés, de l'existence de nombreux groupes Facebook ou d'un documentaire sur le bégaiement à visionner en famille. En somme, les groupes de soutien constituent un pont entre les séances de thérapie en orthophonie et le monde réel, une façon de consolider les acquis faits en thérapie.

Karl

Karl est un adolescent de 16 ans qui bégaie depuis qu'il est tout petit. Son bégaiement est jugé léger par son orthophoniste, mais pour lui, c'est réellement pénible. Karl est de nature timide, lunatique et plutôt solitaire. La peur de bégayer lui apporte beaucoup de stress et l'amène même parfois à éviter certaines situations. Il souhaite se confier à quelqu'un, mais il n'a pas envie d'en parler à ses parents ou à ses professeurs. Il aimerait rencontrer des gens qui, comme lui, se sentent prisonniers de leur bégaiement.

Traitement en orthophonie chez les adolescents (13 ans et plus)

Il n'est pas rare d'observer une baisse de motivation à entreprendre une thérapie en orthophonie à l'adolescence, bien que paradoxalement, on puisse assister à une augmentation du bégaiement à cette période. Cela ne veut pas dire que l'adolescent qui bégaie ne veut pas obtenir de l'aide ; bien qu'il veuille améliorer sa parole, il arrive très souvent qu'il ne soit pas dans la phase d'action. Cela peut s'avérer un défi de taille pour la clinicienne. L'adolescence est une période de transition et de croissance amenant de nombreux changements sur les plans cognitif, social, émotif et physique. L'autorité des adultes est remise en question et l'opinion des pairs devient très importante. Le jeune développe progressivement son indépendance, ressent le besoin d'appartenir à un groupe et peut avoir l'impression d'être le centre de l'attention. Il ne veut surtout pas se distinguer des autres de son âge à cause de sa parole. En raison de l'accumulation d'expériences négatives en lien avec le bégaiement (moqueries, intimidation, sentiment d'incompétence face à la communication, isolement social), l'adolescent vit généralement plus d'appréhensions et de peurs à l'égard des situations de communication que l'enfant qui commence sa scolarité. Il est susceptible d'avoir une moins bonne estime de soi, de vivre de la frustration, de l'embarras, de la honte, des difficultés relationnelles et, dans des cas extrêmes, une anxiété sociale. Le bégaiement devient généralement un obstacle majeur à l'adolescence avec l'arrivée des rendez-vous galants et le développement des interactions sociales.

Jonathan

Jonathan, 15 ans, présente un bégaiement modéré. Comme plusieurs personnes qui bégaient, il appréhende toujours les situations où on lui demande comment il s'appelle. La semaine dernière, au moment où il s'inscrivait à un cours de plongeon, le préposé à l'accueil lui a demandé son nom. Jonathan a eu un blocage, ce qui a entraîné quelques secondes de silence. Le préposé, voulant faire une bonne blague, s'est alors exclamé: «Tu ne connais même pas ton nom?» Jonathan a répondu du tac au tac, avec quelques moments de bégaiement: « En effet, on dirait que je ne le sais pas. Je ne connais pas mon nom ni mon numéro de série.» L'homme derrière le comptoir, voyant le malaise qu'il avait créé, s'est alors excusé. Jonathan lui a expliqué qu'il bégaie, que c'est pour cela qu'il parle de cette manière, qu'il travaille là-dessus avec une orthophoniste et qu'il est donc possible qu'au cours des prochaines minutes, il se batte avec certains mots, comme il venait de le faire. Le préposé a acquiescé et n'a plus fait de remarques à Jonathan au sujet de sa parole.

Les approches de traitement utilisées avec les adolescents sont comparables à celles employées avec les adultes, avec quelques adaptations qui tiennent compte de leur réalité et viennent «colorer» l'intervention, changer la manière d'intervenir. Avec cette clientèle, une combinaison d'approches — Programme Camperdown, stratégies de façonnement de la fluidité, désensibilisation, affirmation de soi, thérapie cognitivo-comportementale, thérapie de groupe ou *Solution-Focused Brief Therapy* —, qui varie d'un individu à l'autre, peut être proposée par l'orthophoniste, dont certaines déjà abordées et qui sont aussi utilisées auprès des enfants d'âge scolaire. Il faut savoir qu'à partir de l'adolescence, l'orthophoniste ciblera davantage l'atteinte d'une fluidité contrôlée qu'une fluidité spontanée. En effet, une fluidité spontanée, aussi dite «normale» ou comme celle des interlocuteurs non bègues, est réaliste pour les jeunes enfants, mais pas pour les adolescents, notamment en raison de la résistance au traitement et des rechutes. Une fluidité contrôlée laisse entendre que la personne qui bégaie fait un effort conscient important afin de parler de manière fluide, ce qui est difficile à maintenir en même temps qu'elle formule un message. Une fois que l'adolescent acquiert une fluidité contrôlée en clinique, la principale difficulté réside dans le transfert des habiletés dans la vie quotidienne.

Programme Camperdown

Le Programme Camperdown est l'une des approches préconisées pour le traitement du bégaiement auprès des adolescents (12 ans et plus) et des adultes. Il a pour but de les aider à produire une parole fluide et qui sonne naturelle dans les situations de communication de la vie quotidienne. Tout comme le Programme Lidcombe (PL), cette approche a été élaborée en Australie (dans le quartier Camperdown de Sidney). Plusieurs recherches appuient l'efficacité de ce traitement auprès des adultes ayant un bégaiement de léger à sévère, et démontrent même que la durée de thérapie est moins longue que pour plusieurs autres approches offertes aux adultes. Le programme demeure efficace auprès des adolescents avec quelques adaptations, mais d'autres études doivent être menées auprès de cette population.

Le Programme Camperdown met de l'avant la parole prolongée (parole au ralenti) comme stratégie de base. Celle-ci est enseignée au patient afin qu'il imite le modèle dans diverses situations (lecture, monologue, dialogue). Ce modèle de parole, incompatible avec le bégaiement, se veut une technique de façonnement de la fluidité qui permet d'instaurer efficacement cette dernière chez les adolescents et les adultes. En effet, chaque personne bègue a une vitesse où il lui est possible de parler sans bégayer. Soulignons qu'initialement, la parole au ralenti paraît non naturelle (le débit est d'environ 70 syllabes par minute, alors que le débit moyen d'une personne adulte est de 162 à 230 syllabes par minute), mais que cette étape permet l'apprentissage des mouvements adéquats (débit exagérément ralenti avec étirement des voyelles et voisement[1] continu) pour avoir une parole fluide. La naturalité peut être augmentée plus tard, tant que la parole est fluide. Graduellement, on façonne le nouveau patron de parole pour normaliser le rythme, l'intonation et l'accentuation. Même si pour les interlocuteurs, la parole fluide façonnée paraît normale (ou presque), le nouveau patron de parole semble souvent anormal au patient parce qu'il est différent du sien. Cet inconfort peut parfois freiner la progression.

Le patient apprend une nouvelle façon de parler en réduisant au maximum sa vitesse de parole. Il évolue en franchissant les quatre différentes phases du Programme Camperdown :

1- **Phase d'enseignement :** Le patient apprend d'abord à produire une parole prolongée très exagérée, puis il est familiarisé avec les composantes du traitement (entre autres l'utilisation des différentes échelles pour évaluer sa parole) ;

2- **Phase de pratique :** Le patient utilise une parole fluide et graduellement plus naturelle en clinique. Il apprend à contrôler son bégaiement, raffine ses habiletés d'autoévaluation (notamment par l'écoute régulière d'enregistrements de sa parole, suivie de discussions avec l'orthophoniste) et développe des stratégies de résolution de problème ;

3- **Phase de transfert :** Le patient utilise une parole fluide et graduellement plus naturelle dans la vie de tous les jours. Le transfert et la généralisation dans les situations du quotidien sont assurés selon une hiérarchie structurée ;

4- **Phase de maintien :** Le patient maintient les acquis et performances à long terme. Il développe des habiletés et des stratégies pour prévenir les rechutes. L'horaire de maintien est lié à la performance, avec un espacement des visites en clinique si la fluidité se maintient.

---

1. Un son est voisé (ou sonore) si sa production s'accompagne d'une vibration des cordes vocales. Sinon, il est non voisé (non sonore). Pour comprendre la distinction, il est possible de placer sa main sur sa gorge et de prononcer successivement « sssss » (non voisé) et « zzzz » (voisé).

L'orthophoniste vérifie les critères de progression entre chacune des phases du programme. De façon générale, la phase 4 est entamée après environ 20 heures de thérapie. L'approche Camperdown intègre la résolution de problèmes au quotidien. Par exemple, si dans une situation donnée, le patient anticipe qu'il risque de bégayer, il ralentit sa parole en utilisant la méthode appropriée. De plus, l'autoévaluation fait partie intégrante de l'approche. Le patient apprend à autoévaluer la qualité de sa parole en termes de naturalité et de fluidité, à l'aide de deux échelles distinctes. De bonnes habiletés d'autoévaluation et d'autocontrôle de la parole améliorent la durabilité des résultats. Une troisième échelle est enseignée au patient pour évaluer le niveau de détresse vécu lors des différentes activités de la vie quotidienne, et si de l'évitement est associé à cette anxiété (rarement, parfois ou souvent).

Pour exercer ses habiletés d'autoévaluation, le patient est encouragé à inscrire quotidiennement la note qu'il s'accorde pour sa parole sur un graphique, de la même façon que le font les parents de l'enfant qui bégaie dans le PL. L'objectif ultime est de se rapprocher le plus possible de la norme. Afin d'y parvenir, le patient doit évaluer sa parole à l'aide de l'échelle de sévérité et de l'échelle de naturalité, après avoir parlé quelques minutes. Cette évaluation se fait à deux moments distincts : avant et après s'être écouté sur enregistrement audio. Le patient tente de s'approcher autant que possible de la note accordée par la clinicienne. Tel un entraînement sportif, le Programme Camperdown demande des exercices réguliers par cycles afin de se rapprocher le plus possible du but escompté.

Plusieurs modalités sont possibles pour suivre le Programme Camperdown : thérapie individuelle ou en groupe, formule intensive (plusieurs rencontres par semaine avec l'orthophoniste) ou hebdomadaire, en clinique ou par téléorthophonie (modalité que nous verrons plus loin).

À la toute fin du programme, on s'attend à ce que l'adolescent démontre des habiletés pour surveiller sa parole, contrôler son bégaiement et en affronter les variations de sévérité. Il est fréquent qu'un patient ait besoin de traitement même après avoir complété la phase 4 du Programme Camperdown, et ce, en raison des rechutes. Malheureusement, bon nombre abandonnent le programme en cours de route (environ 30 %) pour différentes raisons: manque de disponibilité, inconfort avec la parole prolongée, etc.

Solution-Focused Brief Therapy

La *Solution-Focused Brief Therapy* (SFBT) a été élaborée à Milwaukee, dans le Wisconsin, au début des années 1980. De nos jours, cette approche est utilisée avec diverses clientèles. En ce qui concerne les personnes qui bégaient, la SFBT permet au patient de cibler un objectif en lien avec sa parole, d'identifier les ressources et les forces dont il dispose et de mettre l'accent sur ce qui fonctionne déjà en le faisant davantage pour augmenter les chances de réussite. Cette thérapie, par le biais de nombreuses questions ouvertes et bien précises que l'orthophoniste pose au patient, aide ce dernier à mettre en mots ce qu'il doit faire pour atteindre son objectif et le mobilise en ce sens, en plus de lui faire prendre conscience du travail déjà accompli et de mettre en lumière ses progrès, aussi petits soient-ils. Car c'est en accumulant les petits progrès qu'on parvient à une véritable transformation.

Jean-Michel

Jean-Michel, 17 ans, consulte en orthophonie depuis plusieurs mois. Sa fluidité s'est grandement améliorée, mais il semble peu s'en rendre compte et se montre très critique à l'égard de sa parole. Il a de la difficulté à déterminer par lui-même ce qu'il doit faire pour continuer à progresser.

La modification du bégaiement, les stratégies de façonnement de la fluidité, la désensibilisation, l'affirmation de soi, la thérapie cognitivo-comportementale et les thérapies de groupe/*self help*, déjà expliquées dans ce chapitre, sont également des approches thérapeutiques de choix auprès des adolescents. Au sujet de l'affirmation de soi, je crois énormément au pouvoir des livres pour changer les mentalités, sensibiliser et informer. Il existe bon nombre de livres abordant le bégaiement et destinés à un lectorat d'adolescents ou d'adultes qui bégaient *(voir la section Ressources, à la page 183)*.

Que faire en cas de rechute?

Comme nous l'avons déjà mentionné, le bégaiement est un trouble sujet aux rechutes. Il ne faut pas se décourager pour autant! Parfois, les personnes qui bégaient se rendent compte qu'elles doivent passer à travers quelques phases de thérapie dans leur vie avant d'acquérir une fluidité qui leur sera satisfaisante.

Chez les enfants d'âge préscolaire qui suivent le PL, 50 % ne satisfont pas aux critères de la phase 2 au moins une fois lors des visites cliniques. Dans ce cas, le traitement est réintroduit pour une courte période de temps, selon le besoin du jeune. Les huit premières semaines sont cruciales: 75 % des enfants qui font une rechute ne maintiendront pas les critères de parole au cours de cette période. Les parents sont encouragés à réagir rapidement si le bégaiement survient à nouveau, en réintroduisant ou en augmentant les verbalisations contingentes en conversations non structurées (stratégie la plus efficace et la plus utilisée). Si cela s'avère insuffisant, ils peuvent réintroduire les verbalisations contingentes en conversations structurées (périodes de 10 minutes). Le parent prend rendez-vous avec l'orthophoniste et, au besoin, celle-ci prévoit des rencontres supplémentaires. Elle peut retarder le progrès dans l'horaire de la phase 2 ou, plus rarement et en dernier recours, demander à la famille de retourner à la phase 1.

Adrien

Adrien, 5 ans, est traité en orthophonie pour son bégaiement à l'aide du PL. Il est présentement dans la seconde phase du programme. Le prochain rendez-vous avec l'orthophoniste est prévu dans deux mois. Or, sa maman appelle l'orthophoniste, car elle note une augmentation importante du bégaiement depuis une semaine. La clinicienne lui demande ce qu'elle pense qu'il serait judicieux de faire, afin qu'elle prenne confiance en ses moyens. Elle la guide afin qu'elle réintroduise des commentaires en conversations naturelles et qu'elle en documente la progression. Si, malgré tout, le bégaiement demeure, l'orthophoniste suggère de réintroduire les commentaires dans des pratiques. Elle lui propose finalement de se reparler la semaine suivante pour décider de la suite des choses. Dans l'éventualité où le bégaiement est toujours présent une semaine plus tard, une rencontre en clinique est proposée dans les meilleurs délais.

À l'âge scolaire, près d'un jeune sur deux vivra une rechute dans les 12 mois suivant le traitement ; chez les adultes, cette proportion est de 70 %. Les rechutes se produisent quand la personne relâche les contrôles sur sa parole et pense moins à sa façon de parler. Une phase de maintien est donc essentielle pour s'assurer que la fluidité de la parole perdure, pour acquérir un meilleur contrôle, développer une certaine autonomie quant à la gestion de la fluidité et gérer une rechute le plus adéquatement possible. Peu importe le programme ou les approches utilisés dans le traitement, un maintien programmé impliquant l'espacement graduel des rencontres orthophoniques et la réduction graduelle du traitement au quotidien est recommandé. La période de maintien dure en moyenne un an.

En cas de rechute, il est important de ne pas voir celle-ci comme un échec et croire que tout le travail fait en amont s'est avéré inefficace. La rechute doit plutôt être perçue comme un signal d'alarme pour amener la personne qui bégaie à prendre le contrôle de sa parole. Dès les premiers signes d'une rechute, l'enfant et ses parents sont encouragés à réagir et à réintroduire davantage de pratiques ou de traitement. Si, au bout de quelques jours, le jeune ne reprend pas le dessus, il est préférable de contacter l'orthophoniste.

Selon une étude, le *self-modelling* serait une façon efficace de limiter ou gérer les rechutes. Le patient est alors filmé lorsqu'il parle de manière fluide et il est encouragé à regarder régulièrement l'enregistrement, avec pour seule consigne de parler comme sur la vidéo. Cette approche semble prometteuse, mais d'autres études sont nécessaires pour démontrer son efficacité. Par ailleurs, des stratégies s'avèrent aidantes pour prévenir les rechutes: continuer à prendre conscience des pensées négatives et à modifier son discours intérieur au besoin, identifier les techniques qui sont les plus efficaces et tenter de les utiliser le plus régulièrement possible en consultant un aide-mémoire au besoin, et déterminer une routine qui contribuera à conserver les nouvelles attitudes acquises (ex.: exercices avec un membre de la famille, défis au quotidien).

Peu importe l'approche d'intervention utilisée, certaines règles clés s'appliquent en tout temps et sont gages de succès:

› La **période de maintien** est essentielle, car le taux de rechute est élevé après un traitement du bégaiement. Il est important de réagir rapidement dès les premiers signes de rechute en réintroduisant davantage de périodes de pratique et en contactant la clinicienne au besoin.

› La **régularité du suivi** est primordiale. À défaut d'être disponible une fois par semaine pour des rendez-vous en orthophonie en début de thérapie, il est plus difficile de s'attendre à de bons résultats. Une fois par mois, ça ne fonctionne pas!

› Il faut **pratiquer, pratiquer et pratiquer,** en clinique et hors clinique. Tout comme dans un sport, plus on s'entraîne, mieux on performe. Et quand le patient arrête de s'exercer, ça paraît tout de suite. Le jeune est comme un athlète, l'orthophoniste fait figure d'entraîneuse et le parent joue un rôle de soutien essentiel. La pratique fréquente et régulière de courte durée est préférable à une pratique rare de longue durée. Ainsi, s'exercer deux heures le samedi ne compensera pas l'absence des pratiques du lundi au vendredi. De plus, il faut privilégier des pratiques dans diverses conditions et avec des personnes variées, scénario qui se rapproche de la communication dans la vie de tous les jours. Cela favorise la généralisation et le transfert des apprentissages. On cible donc des productions de plus en plus longues dans des contextes variés. La pratique mentale par la visualisation et l'élaboration de scénarios peut être tout à fait indiquée. Comme le dit le dicton, la pratique ne rend pas parfait, mais rend l'apprentissage permanent.

› La **motivation** du patient à suivre une thérapie pour améliorer la fluidité de sa parole est le premier pas vers la réussite. Le jeune ne doit pas être traîné de force par ses parents pour voir une orthophoniste! Les chances de succès sont substantiellement supérieures quand l'enfant d'âge scolaire ou l'adolescent participe à la thérapie de sa propre initiative. S'il s'attend à ce que l'orthophoniste fasse le travail pour lui, c'est peine perdue.

› Le jeune doit **se donner du temps.** S'il bégaie depuis longtemps, il ne doit pas s'imaginer pouvoir surmonter toutes ses craintes et changer toutes ses habitudes du jour au lendemain. Bien qu'une amélioration puisse être visible relativement vite, elle peut disparaître aussi rapidement qu'elle est venue. Les progrès durables ne peuvent survenir qu'avec le temps. Pour qu'une thérapie puisse s'avérer efficace, il faut y consacrer des mois de travail (voire des années dans certains cas) et des efforts assidus. Comme le disait Pierre Fornerod, il n'y a que dans le dictionnaire que réussite vient avant travail. Étant donné qu'il y a beaucoup de récupération spontanée en bas âge, les adolescents qui bégaient appartiennent au faible pourcentage des personnes présentant un bégaiement persistant, plus tenace et résistant au changement. Il ne faut pas baisser les bras pour autant.

À mon avis, ces cinq règles s'appliquent à plusieurs autres contextes, à partir du moment où on souhaite instaurer un changement dans sa vie!

Un mot sur le *SpeechEasy*

Peut-être avez-vous vu ou entendu parler du *SpeechEasy*, un appareil digital intra-auriculaire petit et discret mis en marché au début des années 2000. Il s'apparente à une prothèse auditive, coûte entre 4 000 $ et 6 000 $ (généralement non remboursable par les compagnies d'assurance) et vise l'amélioration de la fluidité chez les personnes qui bégaient. L'appareil altère la rétroaction auditive en reproduisant l'effet de parole à l'unisson. Parler avec un haut niveau de bruit augmente la fluidité, et ce niveau de bruit doit être suffisant pour masquer la rétroaction auditive de sa propre parole. Le principe de fonctionnement de l'appareil repose sur l'idée que le bégaiement serait un **trouble perceptuel.** La boucle de rétroaction auditive serait défectueuse et interférerait dans l'activité motrice de la parole. Ainsi, la personne qui bégaie n'entendrait pas le son aussi rapidement qu'elle le devrait, de sorte qu'elle attend et prolonge ou répète jusqu'à ce que le message soit synchronisé.

Plusieurs ont mis tous leurs espoirs de rayer le bégaiement de leur vie dans ce petit appareil soi-disant miraculeux. Lorsqu'Oprah Winfrey a traité du sujet à son émission en 2003[2], les téléspectateurs ont pu voir que Mark Babcock, jeune homme bègue, pouvait parler de manière fluide juste après avoir inséré le *SpeechEasy* dans son oreille. C'était comme un miracle. Toutefois, M. Babcock a accordé d'autres entrevues après la diffusion de ce fameux épisode d'*Oprah*, où il explique que l'appareil n'a pas eu les effets magiques escomptés à long terme.

---

2. Voir l'extrait ici : https://bit.ly/2te3zlq

Il faut savoir que seule une orthophoniste formée par le manufacturier peut proposer le *SpeechEasy*. Elle doit d'abord procéder à une évaluation et ajuster l'appareil en fonction des besoins du client. Le manufacturier alloue à ce dernier une période d'essai de 60 jours afin de prendre une décision éclairée à l'égard du produit. De plus, un suivi orthophonique traditionnel parallèle est recommandé par le manufacturier, mais non obligatoire. La population visée est âgée de 10 ans et plus. Pour les enfants, le *SpeechEasy* est à envisager seulement si d'autres thérapies se sont avérées inefficaces. À ce jour, ce sont surtout des adultes et des adolescents qui ont bénéficié de l'appareil.

Le manufacturier reconnaît qu'une thérapie orthophonique antérieure et l'intention du client de s'adapter à l'appareil sont des prédicteurs de résultats positifs et maximisent la fluidité. En effet, la personne qui porte le *SpeechEasy* entend constamment un bruit de fond dans son oreille, ce qui peut entraîner de la fatigue et un dérangement à la longue, en plus d'exiger une attention sélective. La personne qui bégaie doit écouter l'oreille non appareillée quand un interlocuteur parle et écouter l'oreille appareillée quand elle parle. Le bruit de fond demeure l'inconfort premier identifié par les utilisateurs, au point où certaines personnes retirent l'appareil chaque fois qu'elles veulent écouter ce que l'Interlocuteur a à dire et le remettent quand elles doivent parler. Cela peut réduire l'efficacité de l'appareil dans certaines situations, comme dans un environnement bruyant ou en situation de groupe, car il n'y a pas de différenciation entre le bruit environnant et la parole. Le *SpeechEasy* n'est pas vendu dans l'optique d'une amélioration permanente de la fluidité sans l'appareil. Les clients doivent donc envisager un usage sur une longue période. Le manufacturier reconnaît également que le *SpeechEasy* ne guérit pas et n'élimine pas le bégaiement, et qu'il n'est pas universellement efficace. L'orthophoniste amène le client à avoir des attentes réalistes face à cet outil. L'amélioration quant à la fréquence du bégaiement, la durée et la tension associée au bégaiement reste relative. De plus, la clinicienne devrait s'attarder, en parallèle, à la peur, l'anxiété, l'anticipation et aux autres composantes émotionnelles ou psychologiques qui entrent en jeu.

Personnellement, je ne suis pas formée par le manufacturier et je ne connais aucune collègue au Québec qui promeut ou utilise cette approche. Bien que certains rapportent que l'appareil, par ailleurs très discret, permet une inhibition immédiate du bégaiement avec un effort minimum, les différentes études réalisées en laboratoire démontrent des réponses individuelles très variables. Étrangement, certaines personnes qui bégaient rapportent une amélioration, bien que leur bégaiement reste similaire. L'augmentation de la confiance en soi pourrait expliquer, en partie, l'écart parfois noté entre le bégaiement qui demeure élevé pour un individu et son opinion favorable concernant cet appareil. D'autres études seraient souhaitables afin de mesurer les effets du SpeechEasy dans la vie de tous les jours ainsi que l'effet sur une longue période, et pour permettre de comprendre pourquoi l'effet n'est pas universel.

Un mot sur la téléorthophonie

Certaines cliniques offrent des services de téléorthophonie, une pratique novatrice qui allie orthophonie et technologie. Grâce à l'utilisation de logiciels ou d'applications comme Skype, GoToMeeting ou FaceTime, les orthophonistes sont en mesure d'aider, à distance, des personnes aux prises avec des difficultés touchant leurs capacités de communication. Ainsi, il m'est arrivé de suivre des patients en région éloignée au Québec et ailleurs au Canada, alors qu'ils étaient dans le confort de leur domicile ! C'est une solution pertinente pour ceux qui n'ont pas accès à des services en orthophonie dans leur région, lorsque ceux-ci sont difficiles à obtenir dans leur secteur en raison d'un long délai d'attente, ou tout simplement parce qu'il est difficile pour le patient de se déplacer. Il faut savoir que les résultats ainsi obtenus sont comparables à ceux des séances de thérapie en clinique pour bon nombre de problématiques. Néanmoins, l'âge des patients est un facteur déterminant de la réussite de la thérapie. Nous suggérons cette modalité à partir de l'âge de 7 ans seulement.

Pour bénéficier de services de téléorthophonie, il est essentiel d'être muni d'un ordinateur, d'une webcam, d'un casque d'écoute équipé d'un microphone de même que d'une connexion Internet à haute vitesse et d'un logiciel permettant la communication par vidéoconférence. Lors des interventions auprès d'enfants, la présence d'un parent ou d'un intervenant adulte est requise.

Quand dirige-t-on vers une ressource externe ?

Il existe d'autres ressources qui peuvent venir en aide aux familles ou répondre à leurs questions, par exemple les organismes ou associations de soutien aux personnes qui bégaient. Vous en trouverez une liste dans la section Ressources, à la fin du livre. Je vous encourage à chercher, si vous et/ou votre enfant en éprouvez le besoin, une telle ressource dans votre région. Dans ma pratique clinique, je dirige mes patients et leur famille vers des organismes pouvant leur amener du soutien, du réconfort et des services dès le début du suivi. Cela est tout à fait complémentaire au traitement en orthophonie.

Un travail plus en profondeur sur les croyances bien ancrées des personnes qui bégaient est parfois nécessaire, dans les cas les plus sévères qui dépassent les champs de compétence de l'orthophoniste. Pour certains patients, une recommandation en psychologie pourrait être indiquée.

Il est également pertinent de mentionner que certaines personnes trouveront du réconfort dans l'art-thérapie pour s'attaquer à la partie immergée de l'iceberg du bégaiement *(voir page 37)*.

Il est clair que l'art-thérapie est un bonus dans le processus thérapeutique et non une façon d'amener le patient vers une belle fluidité, mais il constitue une méthode à considérer dans certains cas. L'art-thérapie se définit comme une méthode thérapeutique qui permet l'expression de soi par l'utilisation des arts visuels tels que le dessin, la peinture, la sculpture et le collage. La personne qui bénéficie de cette approche s'engage dans le processus thérapeutique en créant une œuvre avec le matériel d'arts plastiques tout en discutant avec le ou la thérapeute. D'autres approches utilisent aussi l'art et la créativité comme moyen de rétablir l'équilibre psychique. On peut penser à la musicothérapie, à la dramathérapie ou encore à la thérapie par la danse et le mouvement. Aucune connaissance ni expérience artistique n'est requise pour entamer un suivi en art-thérapie parce que l'accent est mis sur le processus créatif plutôt que sur le résultat. Un des avantages de cette démarche est de permettre l'expression de pensées et de sentiments tant par l'image que par les mots. À cet égard, il s'agit d'une forme de communication plus accessible pour des individus qui ont des difficultés à parler, et qui peut apporter bien-être, détente et plaisir.

Chapitre 6

TRUCS ET ASTUCES
pour mieux vivre avec le bégaiement

« Nous ne pouvons pas choisir les épreuves que la vie nous inflige, mais nous pouvons choisir comment y réagir. »

Anonyme

Vous connaissez maintenant mieux le bégaiement et vous êtes davantage familiers avec ses caractéristiques, les faits mystérieux qui l'entourent et ses impacts dans la vie d'un individu. Le traitement du bégaiement est dorénavant moins nébuleux et vous avez une bonne idée des différentes approches en fonction de l'âge. Peut-être avez-vous pris rendez-vous avec une orthophoniste et êtes en attente d'une première consultation pour votre enfant ?

Maintenant, comment réagir en tant que parent d'un enfant ou d'un adolescent qui bégaie, en tant qu'éducateur, enseignant ou interlocuteur ? La personne bègue prend parfois, voire souvent (selon la sévérité du trouble), plus de temps à exprimer ce qu'elle veut dire, ce qui ralentit l'échange et rend généralement inconfortables les interlocuteurs non familiers. Certains réagissent maladroitement au bégaiement.

Il faut aussi dire que ce dernier change tout le temps : chaque enfant bégaie d'une manière qui lui est propre et qui peut même changer d'un jour à l'autre. Les personnes non bègues ont du mal à comprendre cela. Elles s'attendent à ce que les choses soient toujours les mêmes. Quand elles changent, cela leur fait peur. Elles ne savent pas comment réagir à ce qu'elles ne comprennent pas. Est-ce que le bon vieux réflexe d'encourager la personne qui bégaie à parler moins vite, à respirer ou à prendre son temps quand elle parle est la meilleure chose à faire ? Pas du tout ! Dans ce chapitre, vous découvrirez comment adopter un comportement approprié afin de ne pas empirer la situation. Car même si les comportements et les attitudes communicatives de l'entourage ne sont pas la cause du bégaiement de l'enfant, vous avez le pouvoir d'agir et de parler de façon à créer des situations environnementales et communicationnelles favorables à la fluidité. Les stratégies à privilégier, abordées ci-après, s'appliquent tant pour les parents que pour l'entourage de l'enfant ou de l'adolescent. De plus, certaines astuces s'adressent spécifiquement aux enseignants et aux éducateurs en petite enfance.

Un petit **plus**

Notre façon de réagir à nos difficultés influence aussi la réaction des gens autour de nous. Si l'enfant perçoit son bégaiement comme quelque chose qui fait bel et bien partie de lui, mais qu'il peut contrôler grâce aux outils et aux moyens qu'il se donne pour rendre sa parole plus souple et facile, il y a de fortes chances que ses interlocuteurs réagissent eux aussi positivement.

Stratégies de communication à privilégier pour favoriser la fluidité

- **Parlez plus lentement.** Le débit doit tout de même demeurer naturel. Montrez l'exemple en parlant de façon détendue.

- **Faites des pauses** quand vous parlez. Le silence est une des formes les plus perfectionnées de l'art de la conversation, comme le dit si bien William Hazlitt. Il sera ainsi plus facile pour l'enfant qui bégaie de prendre son tour de parole, de répondre ou d'amorcer la communication. Il sentira moins de pression.
- **Maintenez un bon contact visuel** avec la personne qui bégaie. Fuir son regard peut contribuer à la mettre mal à l'aise. Accordez-lui plutôt votre attention et regardez-la. De cette façon, elle sentira qu'elle peut vous parler sans être pressée et se sentira écoutée.
- Laissez la personne parler **sans démontrer de signes d'impatience.** Elle a besoin de plus de temps pour communiquer son message. Les mots finiront par sortir. Si vous n'avez pas le temps d'écouter votre enfant au moment où il amorce un échange, demandez-lui simplement. Plutôt que de brusquer la communication, demandez-lui d'attendre quelques minutes ou de revenir un peu plus tard, le temps de terminer ce que vous faisiez.
- Lorsque l'enfant bute sur les mots, même si vous devinez le reste de sa pensée, **ne terminez pas ses phrases à sa place.** Dire le mot à sa place ne l'aidera pas et pourrait l'amener à se décourager. La personne qui bégaie sait ce qu'elle veut dire, cela lui prend simplement plus de temps, car elle a plus de difficulté à communiquer son message. Retenez que ce n'est pas sa pensée qui bloque. Elle est en effet aussi rapide que la nôtre. C'est à la sortie que se situe le blocage.
- Si l'enfant a du mal à terminer sa phrase, **évitez de lui demander de se calmer, de respirer profondément ou de réfléchir avant de parler, de parler plus lentement ou de s'arrêter.** Ces conseils, bien que souvent formulés avec une bonne intention, ne font qu'ajouter un stress aux situations de communication pour la personne bègue, et ce stress pourrait favoriser l'augmentation du bégaiement plutôt que la fluidité. Les remarques telles que « Prends ton temps » proviennent généralement de la fausse croyance que le bégaiement est

causé par un débit de parole trop rapide, alors qu'il n'en est rien. Ce ne sont pas toutes les personnes qui bégaient qui parlent plus vite que la moyenne. De plus, inutile de dire à l'enfant qui bégaie de respirer... il respire depuis sa naissance ! L'enfant ne fera que sentir une pression pour parler « mieux », sera plus tendu et bégaiera davantage. Une attitude chaleureuse et compréhensive fera plus diminuer le bégaiement que des remarques bien intentionnées.

› Plutôt que de donner à l'enfant des conseils sur sa façon de parler, **concentrez-vous davantage sur ce qu'il vous dit et non sur la façon dont il le dit.** Il est très important de limiter autant que possible les critiques.

› **N'obligez pas l'enfant à répéter.** Reformulez doucement et correctement les énoncés contenant des moments de bégaiement plutôt que de demander de les corriger, et poursuivez la conversation de façon naturelle. Les demandes excessives de correction risquent d'augmenter le bégaiement de l'enfant et de l'amener à moins prendre la parole.

› **Évitez de lui couper la parole.** Il est important de ne pas parler en même temps que l'enfant et de lui laisser le temps de prendre son tour de parole afin qu'il ne se sente pas brusqué. En présence de plusieurs personnes, assurez-vous que le tour de parole est respecté. Surtout, ne mettez pas fin à la conversation uniquement parce que vous êtes mal à l'aise.

› **N'obligez pas l'enfant à s'exprimer sous pression,** par exemple en parlant vous-même rapidement, en vous abstenant de faire des pauses, en posant trop de questions pour encourager l'enfant à parler ou en lui disant de se dépêcher. La pression ne fait qu'exacerber le problème. Tout le monde aime être écouté, sentir qu'il a le temps d'exprimer ses idées, et c'est la même chose pour une personne qui bégaie. Montrez-vous à l'écoute, disponible, et faites voir qu'il n'y a pas de contrainte de temps.

- **Écoutez normalement l'enfant,** comme s'il vous parlait sans buter sur les mots. Autrement dit, quand l'enfant parle en bégayant, **restez naturel.** Évitez de froncer les sourcils, de le regarder de travers ou de vous moquer, car plus il se sentira observé, plus son stress augmentera et plus son bégaiement sera susceptible de prendre de l'ampleur.
- Si votre enfant montre qu'il est conscient de son bégaiement et vous dit dans ses mots qu'il est difficile pour lui de parler, **rassurez-le.** Vous pouvez lui dire, par exemple, que vous entendez que sa parole est difficile et que vous allez l'écouter quand même. Témoignez-lui toute votre affection et votre compréhension, comme vous le faites sûrement déjà.
- **Parlez ouvertement du bégaiement en famille, avec des mots que l'enfant peut comprendre.** L'ignorer complètement tend à le rendre tabou. Si personne ne parle des difficultés de l'enfant, il peut penser que sa parole est tellement mauvaise qu'elle doit rester cachée. En parlant du bégaiement, vous reconnaissez qu'il existe, que vous soutenez votre enfant et vous dédramatisez la situation.
- **Acceptez les périodes plus difficiles.** Il y en aura, le bégaiement étant de nature variable. Les journées où le bégaiement de l'enfant augmente en importance, **favorisez autant que possible les activités calmes et créatives** pour le détendre. Les jours où la parole est fluide, donnez plusieurs occasions à l'enfant de s'exprimer.
- **Essayez de réduire le nombre de questions que vous lui posez.** Équilibrez les questions et les commentaires, particulièrement avec les jeunes enfants, car ils s'expriment plus aisément lorsqu'ils communiquent leurs idées et qu'ils se sentent écoutés que lorsqu'ils répondent aux questions d'un adulte.
- **Exprimez-vous avec des phrases courtes et du vocabulaire simple,** particulièrement avec les jeunes enfants qui apprennent à parler. Vers l'âge de 2 ans et demi ou 3 ans, les énoncés deviennent plus longs, ce qui peut entraîner

plus de bégaiement. En parlant avec des phrases courtes et simples, donc en ajustant votre langage à votre enfant, vous l'aiderez également dans l'apprentissage du langage.

- Pour renforcer la confiance de l'enfant, **dédramatisez ses erreurs, félicitez-le pour ses bons coups et faites-lui vivre des succès dans d'autres sphères que la communication,** par exemple dans les sports, la lecture ou les arts.

Ces stratégies ne feront pas disparaître le bégaiement, mais pourraient faciliter la parole et permettre à votre enfant de conserver son estime de lui-même en se sentant compris et soutenu. Lorsque vous les mettrez en pratique, observez si elles ont un effet favorable sur la parole de l'enfant et si ce dernier est à l'aise avec cette stratégie. Si la réponse est affirmative pour ces deux questions, continuez de mettre en pratique les conseils les plus efficaces, essayez de les intégrer à votre routine et demandez à votre entourage et aux personnes que votre enfant côtoie d'adopter ces astuces qui, soit dit en passant, valent aussi quand on parle à un adulte qui bégaie!

Si votre enfant est d'âge scolaire, sachez que les enseignants sont généralement peu informés sur le bégaiement et ne savent donc pas comment réagir face à leur élève. Votre enfant peut en souffrir, se mettre en retrait et ne plus participer en classe ou, à l'inverse, réagir par l'agitation. Il est fortement recommandé de rencontrer l'enseignant pour l'aider à mieux soutenir son élève.

Et à l'école, comment aider un élève qui bégaie?

L'enseignement étant une profession exigeante — sans compter que les besoins des élèves peuvent excéder les capacités des professeurs —, il est tout à fait compréhensible que ces derniers se sentent démunis devant l'élève qui bégaie. L'école se veut un milieu de vie où l'enfant apprend, se développe, s'épanouit et socialise. Malheureusement, elle reste aussi un lieu où un enfant peut quelquefois être victime d'intimidation. Lorsqu'un enfant présente une différence ou un handicap — visible ou invisible, comme le bégaiement —, les risques de stigmatisation, de discrimination et de taquineries s'en trouvent amplifiés. C'est pourquoi il est essentiel que les enseignants et les parents soient vigilants. Si l'enfant qui bégaie va à la garderie ou à l'école, demandez-lui s'il vit des choses difficiles dans son milieu. Habituellement, l'enfant n'en parle pas de façon spontanée. En effet, les enfants qui bégaient ne dénoncent pas toujours l'intimidation, d'où l'importance de vérifier ce qu'il en est. Assurez-vous qu'il ne cherche pas à éviter de prendre la parole, en s'abstenant par exemple de poser des questions en classe. En discutant avec l'élève, il est possible de l'encourager à poser ses questions pendant les cours ou en individuel, selon ce qu'il croit favorable pour faciliter sa parole et favoriser sa compréhension. Une communication régulière entre l'enseignant et les parents de l'élève qui bégaie est à privilégier.

En orthophonie, nous intervenons auprès de l'élève et de son parent afin que celui-ci contrôle mieux sa parole. Le rôle de la famille et des intervenants en milieu scolaire est d'agir sur l'environnement afin de limiter autant que possible les facteurs de stress et ainsi permettre un meilleur contrôle de la parole. Le fait de parler à une personne d'autorité (professeur, directeur, secrétaire) peut engendrer un stress important pour certains enfants, ce qui entraîne une hausse des moments de bégaiement. Ainsi, il n'est pas rare que le bégaiement se manifeste différemment à l'école et à la maison. Plus nous en sommes conscients, plus nous pouvons agir pour réduire le stress vécu par l'enfant. Les conseils énumérés plus haut s'appliquent aussi dans le milieu scolaire de l'enfant. Nous croyons tout de même bon de revenir sur certains d'entre eux, afin de voir, plus concrètement, comment les mettre en pratique à l'école.

› Pour réduire la pression sur l'élève, **ne l'obligez pas à lire ou à parler devant toute la classe à l'improviste.** Cela ne veut pas dire de ne pas le faire participer ! Afin d'éviter l'effet de surprise, limiter l'attente, diminuer la durée du stress et la pression sur le système de parole plus fragile de l'élève qui bégaie, l'enseignant peut aviser l'enfant de son ordre de passage et voir avec lui s'il a une préférence (ex. : lire le premier, le deuxième ou encore le dernier). Il pourrait aussi prévenir l'élève que lors d'une activité donnée, il interpellera tout le groupe à plusieurs reprises et qu'il souhaiterait que l'enfant intervienne au moins une fois verbalement en levant la main, au moment qui lui conviendra : c'est mieux que de nommer l'élève aléatoirement. Le but n'est pas d'éliminer des tâches scolaires pour l'élève qui bégaie, mais plutôt de réduire le stress lié à ces situations.

› **Lors des exposés oraux,** la parole reçoit toute l'attention, et pour un élève qui bégaie, le désir de bien faire et la peur de bégayer peuvent augmenter le stress. L'attente du tour de parole en elle-même est suffisante pour susciter une angoisse importante. **Discutez avec l'élève de son ordre de passage** afin de faciliter sa présentation. **Soyez attentif à ce que l'élève vous dit et non à la manière dont il s'exprime.** Il est injuste de moins bien noter l'enfant parce qu'il a bégayé durant sa présentation. Certains enseignants peuvent penser que les disfluidités (répétitions, blocages, hésitations) sont attribuables à une mauvaise préparation de l'élève, alors qu'il n'en est rien. Le bégaiement ne témoigne pas de l'habileté de l'élève à organiser ses idées, à vulgariser et à faire preuve d'originalité. Les parents du jeune et son enseignant pourront l'encourager à bien se préparer en vue de son exposé. Dans certains cas, on peut également envisager d'offrir à l'élève de faire sa présentation devant un groupe réduit de jeunes ou devant l'enseignant uniquement, le but étant d'obtenir une meilleure fluidité afin de mieux évaluer le contenu de la présentation et l'organisation du discours.

› **Faites respecter les tours de parole** en classe en expliquant aux élèves l'importance de parler chacun son tour. Assurez-vous que l'élève qui bégaie (comme tous les autres élèves) n'est pas interrompu quand il prend la parole.

- **Discutez en privé avec le jeune** de ses difficultés, des facteurs aggravants (ex. : prise des présences, questions spontanées, tables rondes) et des attitudes qui l'aident.
- **Valorisez les forces et les talents** de l'élève.

De plus, une discussion avec les parents de l'enfant est fortement recommandée. Avec l'accord de ces derniers, il peut être pertinent et même souhaitable de communiquer avec l'orthophoniste responsable. Ainsi, vous pourrez en savoir davantage sur l'historique du bégaiement de l'élève en plus de déterminer plus facilement la marche à suivre pour l'aider efficacement et mieux ajuster vos interventions à ses besoins.

Intervenir au sujet de l'intimidation

Les enfants se moquent les uns des autres pour différentes raisons : un enfant plus grand que les autres, un enfant trop petit, un enfant qui ne court pas vite, qui est roux, qui ne porte pas les bons vêtements ou qui n'a pas de vélo. Certaines recherches montrent que plus de 80 % des jeunes bègues subissent de l'intimidation à un moment de leur parcours scolaire. L'intimidation en milieu scolaire peut être verbale, physique et/ou psychologique. Elle peut prendre plusieurs formes : les taquineries (ex. : imiter la victime, rire d'elle), le harcèlement (ex. : l'ignorer), la violence physique (ex. : la pousser, la frapper) ou verbale (ex. : lui lancer des injures, lui faire des menaces). Il est difficile pour certains de résister à la tentation de rire des autres parce qu'ils ont quelque chose de différent, parce qu'ils sont uniques. Cela cache souvent un malaise ; ils ne savent pas comment réagir.

Si d'autres enfants de la classe ou de l'école ridiculisent l'enfant qui bégaie (ou tout autre enfant), il est souhaitable de faire une intervention à plusieurs niveaux :

- **Intervention universelle** qui vise toute la population étudiante, tant la classe de l'élève qui bégaie que les autres élèves de l'école. Pour être efficace, elle doit impliquer les enseignants, la direction, le personnel non enseignant et les parents ;

- **Intervention centrée sur la victime.** L'enseignant joue un rôle important en écoutant, en rassurant et en réagissant rapidement. L'orthophoniste, le psychologue ou le psychoéducateur peuvent aider le jeune qui bégaie à mieux affronter les situations problématiques par un entraînement visant à développer l'affirmation de soi. Par exemple, des activités de jeux de rôle peuvent être ciblées et des répliques peuvent être suggérées à l'enfant dans ce type de situation (ex. : « Je sais que je bégaie, mais j'y travaille »). Une communication étroite et transparente doit être maintenue avec les parents ;
- **Intervention centrée sur l'intimidateur.** Parlez individuellement à ce jeune pour régler le problème. Expliquez-lui les conséquences de ses gestes et impliquez ses parents dans la résolution du problème.

Témoignage

Quand un trouble de la parole mène à l'intimidation

En 2017, je me suis rendue à une école de la Commission scolaire de Montréal avec un mandat bien spécial : animer un atelier de sensibilisation au bégaiement dans une classe de première année, de façon à contrer l'intimidation que subissait un élève qui bégaie de la part de ses pairs. C'est la maman du jeune garçon qui m'a téléphoné à ma clinique, désemparée et essayant de trouver une solution. Devoir consoler son enfant qui arrive de l'école en larmes après avoir subi les moqueries de ses camarades est un cauchemar que je ne souhaite à aucun parent. L'intimidation commence très jeune dans les cours d'école, contrairement à ce qu'on pourrait croire.

J'ai donc proposé à la maman de me déplacer à l'école de son garçon, avec le consentement de la direction et de l'enseignante, pour animer un atelier éducatif auprès des élèves de la classe. J'ai donné des tas de conférences depuis le début de ma carrière, mais c'était la première fois que j'en donnais une auprès d'un si jeune public. Un très beau défi que je recommencerais demain matin!

J'avais quelques doutes au départ: est-ce que les élèves allaient avoir un intérêt pour le sujet? Allaient-ils comprendre mes explications? Est-ce que le jeune qui bégaie serait pointé du doigt lors de mon intervention? Était-il à l'aise à l'idée que je parle de son trouble de la parole devant toute la classe?

Lors de mon arrivée en classe, après leur avoir expliqué qui j'étais et quel était mon métier, j'ai brisé la glace en leur lisant une histoire que j'aime beaucoup: *Mon nom, c'est c'est Olivier*, de Brigitte Marleau. Ce petit bijou qui s'adresse aux enfants aborde le bégaiement par le personnage d'Olivier, qui devient la risée de sa classe lors d'une causerie en raison de son bégaiement. Dans l'histoire, l'enseignant intervient auprès des élèves de façon à leur faire comprendre que leur attitude est blessante, et il met de l'avant que nous sommes tous différents à notre manière. Certaines différences sont visibles (ex. : une élève porte des lunettes, un autre a des broches, un autre porte des prothèses auditives, etc.), alors que d'autres sont invisibles (comme le bégaiement).

J'ai été agréablement surprise par la curiosité et la participation des élèves lors de la lecture. Je n'ai jamais vu autant de mains levées à une de mes conférences! Plusieurs enfants levaient la main en même temps pour prendre la parole (l'enseignante a d'ailleurs dû intervenir à quelques occasions pour encadrer l'activité), soit pour poser une question, soit pour exprimer un commentaire, ou encore pour raconter une anecdote personnelle qui leur venait en tête en lien avec l'histoire racontée. Un élève a mentionné qu'il avait déjà vu une orthophoniste pour l'aider à mieux parler, une autre a parlé des problèmes de santé de sa petite sœur, un autre a affirmé qu'on avait déjà ri de lui aussi. Les élèves intervenaient sans gêne et sans tabou, incluant le jeune qui bégaie, pour partager leurs idées, et la dynamique était des plus agréables.

Après la lecture du livre, les élèves ont repris leur place et je leur ai expliqué, de façon vulgarisée, la nature du bégaiement, les causes, les réalités et les mythes associés, de même que les façons d'interagir avec une personne qui bégaie (quoi faire et quoi ne pas faire, comment aider un élève qui bégaie). J'aime bien l'analogie du dinosaure à dos lisse (parole fluide) et celui avec des bosses (parole bégayée) pour illustrer la différence. Nous avons aussi abordé les façons d'affronter les taquineries: celles non productives comme l'évitement, ou les plus efficaces, comme prendre les devants et réagir avec humour. J'ai été ébahie par la pertinence des questions posées par des enfants de cet âge: « Est-ce que le bégaiement, ça se guérit? Est-ce que l'orthophoniste fait la même chose avec les enfants et les adultes qui bégaient? » « Si je dis qu'il y avait beaucoup beaucoup de monde à ma fête, alors là ce n'est pas du bégaiement, c'est bien ça? » Cet élève avait bien compris la différence entre une disfluidité normale et une disfluidité typique du bégaiement.

À la fin de mon activité, j'ai animé un jeu-questionnaire sur le bégaiement comportant des questions « vrai ou faux » (ex.: C'est la gêne qui cause le bégaiement. /On peut apprendre à ne plus bégayer en une heure. /Il y a plus de garçons que de filles qui bégaient) de même que des choix de réponse (ex.: Qu'est-ce qui aide une personne à moins bégayer?). Ils étaient bien heureux de comptabiliser leurs points à la fin du jeu, et moi, j'étais emballée de voir qu'ils avaient intégré l'essentiel du contenu que je voulais leur transmettre.

J'espère que d'autres écoles prendront l'initiative de planifier de tels ateliers dans les classes du primaire. Je crois fermement à l'intervention précoce et à la différence qu'elle peut faire dans la vie des individus.

Afin de prévenir les réactions injurieuses, blessantes ou déplaisantes de certains camarades de classe relativement au bégaiement d'un élève — et aussi pour désamorcer les préjugés trop nombreux —, **parlez du bégaiement en classe** et donnez de l'information à ce sujet, tant aux élèves qu'aux autres membres du personnel de l'école. La sensibilisation du groupe-classe permet aux élèves de mieux comprendre le trouble d'élocution. Dans une optique de prévention, n'attendez pas que l'intimidation se produise pour agir: faites-le en amont même si le jeune n'est pas aux prises avec des taquineries. Il est important de discuter avec l'élève qui bégaie et de bien le préparer à l'activité de sensibilisation que vous souhaitez réaliser en classe.

N'hésitez pas à avoir recours au pouvoir des livres comme brise-glace pour aborder le bégaiement avec les élèves et prendre en main les situations problématiques qui surviennent (ou pourraient survenir). Plusieurs livres sont suggérés, en fonction de l'âge des enfants, dans la section Ressources *(voir la page 183)*. Après la lecture du livre, revenez sur l'histoire avec les élèves, laissez-les partager ce qu'ils en retiennent, leurs réflexions et leurs impressions. Invitez-les à poser des questions sur le bégaiement. Si des questions demeurent sans réponse, prenez-les en note et posez-les à une orthophoniste afin d'obtenir une réponse.

Vous pouvez même réaliser un jeu-questionnaire interactif sur le bégaiement, où l'élève qui bégaie et vous-même êtes les maîtres du jeu, pour vérifier leur compréhension du sujet ! L'élève peut donner les réponses et profiter de l'occasion, s'il en a envie, pour expliquer ce qu'il ressent et les attitudes qui l'aident à avoir une parole fluide. N'hésitez pas également à faire appel à l'orthophoniste de l'école ou à une ressource externe afin d'animer une activité de sensibilisation en classe. Par exemple, vous pourriez inviter un adulte qui bégaie ou une personne impliquée dans un organisme de soutien aux personnes qui bégaient *(voir la section Ressources à la fin du livre)* à faire une présentation devant vos élèves, ou encore demander à votre direction d'école de prévoir une formation sur le sujet pour vos collègues et vous. Peu importe la formule que vous choisirez, assurez-vous d'avoir l'accord de l'élève et de ses parents, et de réaliser l'activité en présence du jeune.

Les présentations orales

Bien souvent, la personne bègue se sent très nerveuse lorsque vient le temps de prendre la parole en public. Plus le groupe d'auditeurs est important et plus les attentes de ces derniers sont élevées, plus le bégaiement risque d'augmenter.

Pour aider un élève qui bégaie à bien se préparer en vue d'un exposé oral :

› Encouragez-le à **bien connaître son sujet** et à maximiser la qualité du contenu de son exposé en faisant des recherches dans les bibliothèques, les revues, les journaux et sur Internet, de même qu'en interrogeant des personnes qui connaissent son sujet. Plus l'élève maîtrisera et comprendra son thème, plus il lui sera facile d'en parler. L'idée est qu'il s'approprie son sujet ;

› Invitez-le à **s'exercer** devant ses parents, devant vous ou un groupe d'amis en qui il a confiance avant de le faire devant la classe entière. Il peut également se visualiser en train de faire son exposé oral quelques jours avant le jour J. Si l'élève est suivi en orthophonie, vous pouvez lui rappeler d'utiliser ses techniques de fluidité lors des pratiques afin qu'elles deviennent plus naturelles ;

› Si possible, faites preuve de souplesse quant à la modalité de présentation finale. Par exemple, vous pourriez permettre à l'élève, s'il le désire, de fournir un enregistrement, de faire sa présentation devant vous seulement ou devant un groupe restreint d'élèves. Encouragez-le à **apprivoiser progressivement les situations où il doit parler devant un grand groupe.** À mesure qu'il se sent en confiance, il pourra augmenter le nombre de spectateurs en mettant à profit ses amis ;

› Réduisez le plus possible les **contraintes de temps** lors de l'exposé. Ainsi, évitez de faire passer l'élève juste avant que la cloche sonne ;

› Déterminez avec l'élève le **moment où il aura à présenter son exposé** en classe. Cette tactique l'aidera à diminuer son niveau de stress ;

› Permettez-lui d'**utiliser des fiches** reprenant les points essentiels de sa présentation. Incitez-le à souligner les mots clés, à utiliser plusieurs couleurs et à éviter les longues phrases ;

› Encouragez-le à appuyer sa présentation de **supports visuels** comme des affiches, des schémas ou des objets. Son exposé sera d'autant plus intéressant pour les auditeurs et il s'assurera alors de bien capter leur attention ;

- Demandez-lui s'il est à l'aise que vous (ou ses pairs) interveniez durant sa présentation ou s'il préfère que vous attendiez la fin de son exposé pour poser des questions ou exprimer un commentaire ;
- Rappelez à l'élève que les présentations orales sont souvent un défi de taille pour plusieurs élèves, qu'ils aient à contrôler ou non leur parole. Surtout, qu'il ne soit pas trop sévère envers lui-même et qu'il **se félicite pour ses bons coups!** Même s'il n'a pas réussi à contrôler parfaitement sa parole, dites-lui de ne pas s'en faire, car il aura tout de même foncé. Ce nouveau pas franchi le mènera plus loin sur le chemin du contrôle de sa fluidité.

Des ressources pour les familles

Au Québec, les listes d'attente pour consulter une orthophoniste sont souvent très longues, et toutes les familles n'ont pas nécessairement les ressources financières pour consulter en cabinet privé. Heureusement, d'autres solutions existent. Plusieurs organismes à travers le monde ont pour mission d'offrir du soutien aux personnes qui bégaient et à leur entourage, et d'informer la population au sujet du bégaiement. N'hésitez pas à prendre contact avec eux afin de voir ce qu'ils peuvent vous offrir, à votre enfant et vous. De plus, de nos jours, il y a une panoplie de ressources en ligne en lien avec le bégaiement, que ce soit pour obtenir de l'information sur le sujet, pour entrer en contact avec d'autres personnes qui bégaient, pour animer une activité de sensibilisation, une conférence ou une formation dans votre milieu, pour participer à des thérapies ou ateliers de groupe, pour vous guider vers une plus grande acceptation du trouble de la parole ou pour prendre rendez-vous avec une orthophoniste. Mais attention! Toutes les informations que vous trouverez sur le Web au sujet du bégaiement ne sont pas nécessairement valides. Dans tous les cas, vérifiez les sources, la crédibilité de l'auteur et la littérature ou les données scientifiques sur lesquelles s'appuie l'information donnée. Si votre enfant est déjà suivi en orthophonie, n'hésitez pas à demander à votre orthophoniste des renseignements sur le sujet. Afin de vous guider dans vos recherches, vous trouverez à la fin du livre des ressources plus spécifiques au Québec, au Canada, aux États-Unis, à l'Australie ou à l'Europe francophone dans le cas des organismes, ou des ressources disponibles de partout dans le monde dans le cas des blogues. N'hésitez pas à trouver ces ressources sur les réseaux sociaux (Facebook et YouTube plus particulièrement) : la majorité d'entre elles y sont régulièrement actives et partagent du contenu pertinent dans leur fil de nouvelles.

Conseils pour les enfants et les adolescents

Nous avons traité précédemment du parcours de personnes qui bégaient et qui ont appris à faire face à leur bégaiement avec humour et résilience *(voir les pages 76 et 74)*. À défaut de pouvoir éliminer complètement le bégaiement passé un certain âge, il y a tout de même des pistes pour aider votre jeune à mieux l'apprivoiser. Certains des conseils suivants sont inspirés de conférences (Daniele Rossi, Laurent Lagarde) auxquelles j'ai assisté lors des Journées-rencontres de l'Association des bègues du Canada, en 2015 et en 2016. Encouragez votre jeune à :

- **S'informer au sujet du bégaiement.** S'il est en âge de lire, suggérez-lui des lectures au sujet du bégaiement adaptées à son âge *(voir les livres mentionnés à la section Ressources, à la page 183)*. À l'âge préscolaire, vous pouvez également lui lire une histoire adaptée à son âge avec un vocabulaire qu'il comprendra. Faites part à votre enfant de ce que vous savez sur le bégaiement. Expliquez-lui que ce n'est pas sa faute et que différentes options existent pour l'aider. Enfin, il doit savoir qu'il n'est pas le seul à être aux prises avec ce trouble de la parole ;

- **Parler du bégaiement à son entourage.** Le premier pas pour sortir de sa zone de confort consiste à sensibiliser nos proches à la réalité du bégaiement. Cela peut se faire tout simplement en disant à un ami qu'on bégaie, par exemple. On peut aussi annoncer son bégaiement à de nouvelles personnes et rencontrer d'autres gens qui bégaient pour briser l'isolement. On grandit chaque fois qu'on fait un pas hors de sa zone de confort. Parler de son bégaiement à ses professeurs et au directeur de l'école à chaque début d'année scolaire est également une excellente initiative à encourager chez l'enfant. Ensemble, vous trouverez sûrement une solution adaptée au problème. Le jeune dispose autour de lui d'alliés en qui il peut avoir confiance ;
- **Suivre une thérapie en orthophonie.** À partir de l'âge scolaire, la motivation de l'enfant est essentielle. Expliquez-lui ce que pourrait faire l'orthophoniste pour l'aider à parler plus facilement et mieux vivre avec son trouble de la parole, en cas de persistance ;
- **Faire preuve de courage.** Par exemple, ne pas avoir honte de se laisser bégayer en abordant une personne inconnue ou en faisant un exposé oral. En prenant son courage à deux mains, l'enfant contribuera à sensibiliser les autres sur les attitudes qui sont favorables et utiles pour l'aider à maintenir sa fluidité. Ainsi, il fera de ses amis et camarades des alliés de sa parole. Il doit garder en tête que personne n'est parfait. Tout le monde a des choses à améliorer. De plus, son bégaiement ne représente qu'une petite partie de lui. Lui aussi est quelqu'un d'unique et de différent avec son style, sa personnalité, ses forces, ses faiblesses et ses goûts ;
- **Voir le bégaiement avec humour** est toujours un moyen efficace d'affronter les épreuves de la vie. Le jeune qui bégaie peut penser à réagir avec humour quand on se moque de sa parole ou qu'on l'imite quand il bégaie. Il pourrait lancer à

son interlocuteur une de ces répliques : « Ah, je ne savais pas que tu bégayais toi aussi ! » ou « Pourrais-tu faire mieux, ça manque un peu de pratique ! » ou encore « Je pense qu'il va falloir que je te donne des cours ! ». Il contribuera à détendre l'atmosphère et il signifiera à l'autre que ses remarques sont vraiment déplacées. L'enfant peut s'exercer avec ses parents en faisant des jeux de rôle. Rire de soi est une preuve de confiance. Vive l'autodérision ! Montrez à votre jeune que vous n'êtes pas parfait non plus et riez de vos faiblesses ou difficultés de temps en temps ;

› **Créer des choses en ligne au sujet du bégaiement.** De nos jours, créer un site Web est à la portée de tous, et on trouve une panoplie de vidéos/blogues avec des tutoriels de type « *how to…* » (comment faire pour…). Alors, soyez créatifs !

Figure 6.1 | Iceberg du bégaiement : la version revisitée !

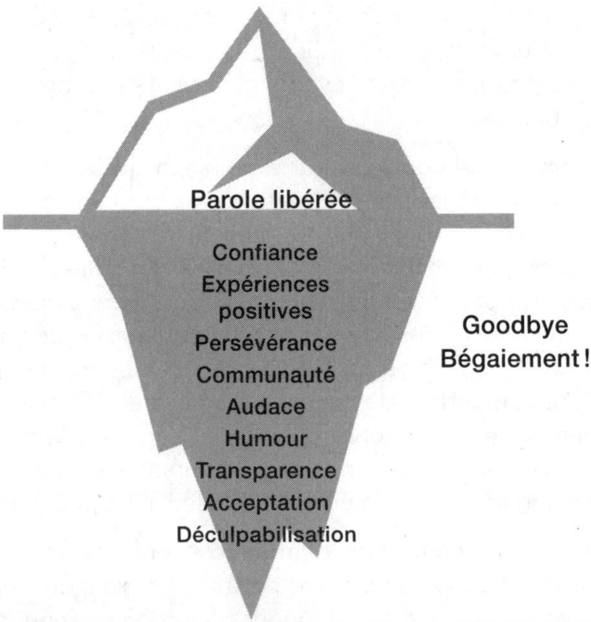

Source : page Facebook de *Goodbye Bégaiement*

CONCLUSION

« Il n'y a pas de réussites faciles ni d'échecs définitifs. »

Marcel Proust

Malgré les nombreuses avancées de la recherche, le bégaiement demeure un trouble mystérieux et surprenant que nous n'avons pas encore entièrement résolu. La recherche actuelle laisse entendre qu'il est causé par une interaction complexe de la structure physique de la personne et de son environnement. Il résulterait d'une combinaison de certains facteurs environnementaux qui engendrent une disfluidité de la parole chez l'enfant déjà prédisposé génétiquement au bégaiement. Par ailleurs, ce dernier se transmet héréditairement dans de nombreux cas.

Si vous avez des inquiétudes concernant la parole ou le langage de votre enfant, n'attendez pas : consultez une orthophoniste dans les plus brefs délais. C'est l'experte en matière de prévention, d'évaluation et de traitement des troubles touchant la communication, à tous les âges de la vie. L'évolution du bégaiement peut être désamorcée dès le jeune âge de l'enfant par une action précoce. Une orthophoniste bien avisée vous indiquera si un traitement pour le bégaiement est nécessaire et quand celui-ci devrait débuter. Des essais cliniques réalisés à travers le monde ont démontré l'efficacité du traitement avec le Programme Lidcombe chez les enfants d'âge préscolaire.

Bien que le pronostic soit toujours plus favorable pour les enfants d'âge préscolaire en matière de traitement du bégaiement, quel que soit l'âge, il n'est jamais trop tard pour entreprendre une démarche de rééducation en orthophonie. Par contre, il faut une bonne dose de motivation une fois l'enfant entré à l'école. Ce trouble de la parole ne se « guérit » pas, mais il peut se contrôler par différentes techniques de restructuration de la parole. La recherche démontre qu'il est possible de maîtriser le bégaiement par une thérapie directe et la modification de l'environnement. Même à l'adolescence, la personne qui bégaie peut apprendre et mettre en pratique des stratégies qui l'aideront à mieux contrôler sa parole et, surtout, à bien vivre avec son bégaiement. Car avec les années, ce n'est pas forcément le bégaiement qui multiplie les situations de handicap en créant des obstacles, mais plutôt la partie immergée de l'iceberg du bégaiement, soit les émotions et pensées négatives causées par des échecs répétés sur le plan de la communication et entraînant des comportements d'évitement.

Peu importe l'âge du jeune, retenez que l'orthophoniste agit un peu comme une entraîneuse, et que la plus grande partie du travail devra être réalisée par les parents et l'enfant. Le type de traitement mis en place à l'âge préscolaire demande une grande implication de la part du parent, car c'est lui qui applique l'essentiel du traitement à la maison. La participation des parents est encouragée, même pour un enfant plus vieux ou un adolescent. À partir de l'âge scolaire, il y a des moments dans la thérapie où la parole est exagérée et c'est normal, le but étant d'arriver à changer la façon dont les muscles se préparent pour parler, afin d'arriver à parler autrement et à instaurer une fluidité. Avec le temps et la pratique, le nouveau patron de parole deviendra plus naturel et demandera moins d'effort à la personne qui bégaie.

Il y a beaucoup d'espoir pour tous les jeunes qui bégaient, pourvu qu'ils puissent obtenir de l'aide et de l'information. Nous ne pouvons prétendre que les services en orthophonie sont facilement accessibles à tous, surtout pas en ce qui concerne le bégaiement. Heureusement, nombre d'organismes et d'associations à travers le monde ont pour mission de soutenir les individus qui bégaient et leur famille en diffusant de l'information, en brisant l'isolement et en créant des occasions de rencontres, d'échanges et de partages, que ce soit en personne, par téléphone ou en ligne via leur site Web ou leurs réseaux sociaux. L'enfant qui bégaie n'a pas seulement besoin d'aide en orthophonie, il a besoin d'être rassuré et d'avoir un soutien émotionnel.

Bégayer n'est en soi ni bon ni mauvais. C'est juste du bégaiement. En aucun cas ce dernier ne devrait être un prétexte pour discriminer et intimider. Les enfants qui bégaient devraient être traités de la même façon que les autres enfants. Mais la vie est ainsi faite que le jeune qui bégaie devra, souvent davantage que le jeune qui ne bégaie pas, s'affirmer et se construire une carapace pour se protéger des taquineries, de la méchanceté et de l'ignorance de l'entourage. C'est par la sensibilisation, c'est-à-dire par la diffusion de connaissances sur le bégaiement, que nous parviendrons à plus d'inclusion, à plus d'acceptation et à moins d'idées préconçues. Le bégaiement est stigmatisé dans la société et on y relie trop souvent des attributs tels que la timidité, la fragilité émotionnelle ou le manque de confiance. Bien sûr, ces éléments peuvent parfois être une conséquence de ce trouble de la parole. C'est notamment sur ce plan qu'une démarche en orthophonie peut faire une différence.

Les personnes qui bégaient et leurs proches devraient aborder le bégaiement ouvertement plutôt que d'en avoir honte : c'est la première étape pour le rendre moins tabou et éviter à tout prix la culpabilisation.

Gardez-vous de penser que bégaiement rime inévitablement avec souffrance. Ce trouble de la parole n'a pas empêché bon nombre de personnes à travers le monde, malgré les embûches, de se démarquer au quotidien et d'avoir une carrière florissante en tant qu'avocat, chanteur, orthophoniste ou même grand orateur ! J'espère que la diffusion de modèles de personnes qui bégaient, épanouies et heureuses, se multipliera dans les prochaines années pour inspirer nos jeunes. La fluidité à tout prix n'est pas une condition nécessaire pour avancer et faire ce qu'on aime.

Chaque accomplissement commence avec la décision d'essayer. Et disons-le clairement : ce ne sont pas tous les essais qui porteront leurs fruits. Aucune thérapie ni aucune orthophoniste n'est efficace pour tout le monde. Alors, cherchez jusqu'à ce que vous trouviez une orthophoniste expérimentée qui ait à cœur de voir votre enfant surmonter son bégaiement. Il n'y a pas de cure miracle pour vaincre ce trouble de la parole. La quête d'une fluidité parfaite devra parfois être revue. Les perceptions devront être remodelées et la pression, allégée par moment.

Enseignants, retenez qu'il est inutile d'exiger une performance orale de l'élève qui bégaie, encore moins au moment de le noter lors d'un exposé oral. Tentez d'encourager sa participation verbale, de rendre agréable l'expérience de parler, d'inclure l'enfant dans les activités au même titre que les autres, mais de suivre ses désirs, si possible, concernant sa participation en classe. Encouragez les camarades de classe à être de bons interlocuteurs, à savoir écouter et respecter l'enfant, s'intéresser à ce qu'il dit et non à la façon dont il le dit. Gardez en tête que plus l'élève qui bégaie se sent accueilli, écouté et non jugé, plus il est à l'aise, détendu et confiant, et plus sa parole est facile et fluide. Ne tolérez aucune taquinerie de la part des pairs et favorisez un climat de solidarité où les faiblesses de chacun sont respectées et les forces, valorisées.

Ma pratique en tant qu'orthophoniste clinicienne et mon implication dans le monde du bégaiement m'amènent à affirmer avec conviction qu'il est tout à fait possible de surmonter son bégaiement à tout âge, non dans le sens de parler sans faire de bosses, mais plutôt dans celui de mieux vivre avec lui. Et c'est ce que je souhaite, non seulement à la personne qui bégaie et à son entourage, mais aussi à la société.

Parents, vous en savez maintenant beaucoup plus sur le bégaiement que la vaste majorité de vos interlocuteurs ou ceux de votre jeune. Vous n'avez pas à porter sur vos épaules le fardeau de l'ignorance d'une société et l'enfant qui bégaie n'a pas à se voir lui-même avec les yeux des individus qui la composent. Leur regard ne le caractérise pas. La peur et les préjugés découlent de la méconnaissance. Alors, connaissons. Et diffusons la bonne nouvelle.

RÉFÉRENCES

Livres

Bloodstein, O. (1995). *A Handbook on Stuttering.* 5e édition. San Diego : Singular.

Chmela, K. A. et Reardon, N. (2001). *The School-Age Child Who Stutters: Working Effectively with Attitudes and Emotions*. Memphis : Stuttering Foundation of America.

Dallaire, Y. (2008) *Qui sont ces couples heureux ?* Paris : Le livre de poche.

De Geus, E. « Des fois je bégaie, un livre pour les enfants de 7 à 12 ans ». www.stutteringhelp.org/sites/default/files/Migrate/Des_fois_je_begaie_v201003.pdf

Guitar, B. (2014). *Stuttering: An Integrated Approach to It's Nature and Treatment.* 3e édition. Baltimore : Lippinott Williams & Wilkins.

Marleau, B. (2006). *Mon nom c'est c'est Olivier.* Montréal : Éditions Boomerang.

Monfrais-Pfauwadel, M. (2014). *Bégaiement, bégaiements : un manuel clinique et thérapeutique*. Paris : Éditions de Boeck.

Onslow, M., Packman, A. et Harrison, E. (2003). *The Lidcombe Program of Early Stuttering Intervention: A Clinician's Guide*. Austin : Pro-Ed.

Yairi, E. et Ambrose, N.G. (2005). *Early Childhood Stuttering.* Austin : Pro-Ed.

Yairi, E. et Seery, C.H. (2011). *Stuttering: Foundations and Clinical Applications.* New Jersey : Pearson Education.

Sites Web

Alloprof Parents. « Mon enfant bégaie : comment l'aider ? ». www.alloprofparents.ca/articles-dexperts/le-developpement-de-lenfant/enfant-begaie-laider/ [Consulté le 10 juin 2018].

Australian Stuttering Research Centre. http://sydney.edu.au/health-sciences/asrc/ [Consulté le 26 juin 2018].

Barreau de Montréal. « Me Daniel Aubé ». www.barreaudemontreal.qc.ca/avocats/me-daniel-aube [Consulté le 15 mai 2018].

Beausoleil, N. « Comment agir en tant que parent pour aider votre enfant qui bégaie ». www.cliniquebeausoleil.com/wp-content/uploads/2013/04/Conseils-pour-les-parents.pdf [Consulté le 20 juin 2018].

Beausoleil, N. « Comment aider un élève qui bégaie ». http://cliniquebeausoleil.com/wp-content/uploads/2013/04/Document-pour-les-professeurs.pdf [Consulté le 20 juin 2018].

« Bégaiement : génétique et non psychologique. » www.lesoleil.com/actualite/education/begaiement-genetique-et-non-psychologique-e47768bc1ee65e1323584d2bb17576fb [Consulté le 15 mai 2018].

Bigras, A. Blogue « Advertising Stories ». https://advertisingstoriesblog.wordpress.com/ [Consulté le 15 mai 2018].

Camperdown Program Treatment Manual (2015). http://sydney.edu.au/health-sciences/asrc/docs/cp_treatment_guide_2015.pdf [Consulté le 27 juin 2018].

Centre de réadaptation Marie-Enfant du CHU Sainte-Justine. « Aider l'enfant qui présente un bégaiement ». https://readaptation.chusj.org/fr/Familles/Conseils-de-nos-professionnels/Sante-et-developpement/Aider-l-enfant-qui-presente-un-begaiement [Consulté le 10 mai 2018].

Centre de réadaptation Marie-Enfant du CHU Sainte-Justine. « Comment obtenir davantage d'informations sur le bégaiement ? » Aider l'enfant qui présente un bégaiement. https://readaptation.chusj.org/fr/Familles/Conseils-de-nos-professionnels/Sante-et-developpement/Aider-l-enfant-qui-presente-un-begaiement/Comment-obtenir-davantage-d-informations-sur-le-be [Consulté le 10 mai 2018].

Daniele Rossi. http://danielerossi.ca/ et http://stutteringiscool.com/ [Consulté le 15 mai 2018].

« De bègue à animateur radio – jimchab sur Radio-Canada ». www.youtube.com/watch?v=zkW0e1JMGPk&feature=player_embedded [Consulté le 15 mai 2018].

Dramatik. www.dramatik.ca/ [Consulté le 15 mai 2018].

« Emily Blunt Talks About Stuttering ». www.stutteringhelp.org/emily-blunt-talks-about-stuttering [Consulté le 12 mai 2018].

« Journée-rencontre : le samedi 14 octobre 2017 ». www.abcbegaiement.com/journee-rencontre-le-samedi-14-octobre-2017-2/ [Consulté le 4 mai 2018].

Lamoureux, G. Blogue « Mon joli bégaiement ». https://monjolibegaiement.wordpress.com/ [Consulté le 10 juin 2018].

Lamoureux, G. « Franky Banky et Bilodo ». https://monjolibegaiement.wordpress.com/2016/12/12/franky-banky-et-bilodo/ [Consulté le 14 mai 2018].

Lamoureux, G. « Bégayer, c'est cool ! – Les épinglettes ». https://monjolibegaiement.wordpress.com/2016/11/21/begayer-cest-cool-les-epinglettes/ [Consulté le 14 mai 2018].

Lamoureux, G. « Vivre avec le bégaiement : le caractère essentiel d'un groupe de soutien ». https://monjolibegaiement.wordpress.com/2017/09/11/vivre-avec-le-begaiement-le-caractere-essentiel-dun-groupe-de-soutien/ [Consulté le 2 juillet 2018].

Laporte, I. « Sourds et fiers de l'être ».
www.ledevoir.com/societe/sante/114843/sourds-et-fiers-de-l-etre [Consulté le 14 mai 2018].

Laporte, S. « Bégayer ».
www.lapresse.ca/debats/chroniques/stephane-laporte/201610/22/01-5033219-begayer.php [Consulté le 14 mai 2018].

« Le Lidcombe Program ».
www.begaiement-orthophonie.fr/le-lidcombe-program [Consulté le 2 juillet 2018].

« Le Programme Lidcombe : un traitement pour le bégaiement chez les enfants d'âge préscolaire ».
http://sydney.edu.au/health-sciences/asrc/docs/lp_brochure_french.pdf [Consulté le 26 juin 2018].

« Lidcombe Program Trainers Consortium ».
www.lidcombeprogram.org [Consulté le 2 juillet 2018].

« Livres disponibles auprès de l'ABC ».
www.abcbegaiement.com/livres-disponibles/ [Consulté le 30 juin 2018].

« Mon enfant bégaie : quand consulter ? ».
http://goodbye-begaiement.blogspot.ca/2009/08/mon-enfant-begaie-quand-conulter.html [Consulté le 4 mai 2018].

Nina G.
www.ninagcomedian.com [Consulté le 15 mai 2018].

Onslow, « M. Stuttering and Its Treatment – Eleven Lectures ».
https://sydney.edu.au/health-sciences/asrc/docs/eleven_lectures.pdf [Consulté le 2 mai 2018].

Ordre des orthophonistes et audiologistes du Québec (OOAQ). « Orthophonie ».
www.ooaq.qc.ca/orthophonie/5298_OOAQ_Depliant_Ortho.pdf [Consulté le 25 juin 2018].

« Orthophonie ».
http://lamareauxmots.com/blog/lorthophonie/ [Consulté 22 juin 2018].

« Orthophonie à Montréal ».
https://cliniqueproaction.com/nos-services/orthophonie/ [Consulté le 25 juin 2018].

« Télé-orthophonie ».
https://cliniqueproaction.com/nos-services/tele-orthophonie/ [Consulté le 19 mai 2018].

« The Lidcombe Program Treatment Guide ».
https://sydney.edu.au/health-sciences/asrc/docs/lp_treatment_guide_2015.pdf [Consulté le 23 juin 2018].

« Traitement du bégaiement ».
https://cliniqueproaction.com/nos-services/orthophonie/begaiement/ [Consulté le 6 mai 2018].

« Traitement du bégaiement chez l'adolescent ou l'adulte : Programme Camperdown ».
https://cliniqueproaction.com/blogue/traitement-du-begaiement-programme-camperdown/ [Consulté le 23 juin 2018].

https://s1.membogo.com/company/CPYMDpftWKJQppBmGUKFMwGf/asset/files/Depliant_AJBQ_Dis-le.pdf [Consulté le 19 juin 2018].

École d'orthophonie et d'audiologie de l'Université de Montréal. Série de 9 capsules sur le bégaiement animées par Julie Fortier-Blanc.
www.youtube.com/watch?v=xOpM830aLlw&index=2&list=PLFHmrw9GOIHEfXKPhDKA-LQPS4o7ROXOH [Consulté le 2 mai 2018].

Tomatis – Domaines d'application.
www.tomatis.com/fr/domaines-dapplication#area-3. [Consulté le 26 juin 2018].

Tupula Kabola, A. « 5 mythes au sujet du bégaiement ».
https://quebec.huffingtonpost.ca/agathe-tupula/begaiement-5-mythes_b_5858400.html [Consulté le 13 mai 2018].

Tupula Kabola, A. « Comment interagir avec une personne qui bégaie ? ».
www.planetef.com/blogue-partenaires/comment-interagir-avec-une-personne-qui-begaie/ [Consulté le 1er juin 2018].

Tupula Kabola, A. « Prendriez-vous une pilule magique pour vaincre votre bégaiement ? ». https://cliniqueproaction.com/blogue/prendriez-vous-une-pilule-magique-pour-vaincre-votre-begaiement/ [Consulté le 16 mai 2018].

Tupula Kabola, A. « Quand un trouble de la parole mène à l'intimidation ». www.kabola.ca/agathe_tupula_blogue_post_13.html [Consulté le 20 juin 2018].

Tupula Kabola, A. « Thérapie pour vaincre son bégaiement : 5 règles gages de succès ». https://quebec.huffingtonpost.ca/agathe-tupula/vaincre-begaiement-therapie-traitement-enfants-adultes_b_8281490.html. [Consulté le 23 juin 2018].

Tupula Kabola, A. « Traiter le bégaiement à l'adolescence ou à l'âge adulte : mission possible ? ». www.passeportsante.net/fr/Therapies/Guide/Fiche.aspx?doc=methode_tomatis_th [Consulté le 25 juin 2018].

Washington, M. « Why I Live In Mortal Dread of Public Speaking ». https://bit.ly/2ltEnt0 [Consulté le 15 mai 2018].

Notes de cours, dépliants et travaux universitaires

Allen, C., Guillemette, S., Tupula Kabola, A. (2010). Séminaire sur le bégaiement acquis dans le cadre du cours ORT 6655 – *Troubles de la parole.*

Association des jeunes bègues du Québec (AJBQ). (dépliant).

Association Parole Bégaiement. « Le bégaiement entre 6 et 12 ans » (dépliant).

Beausoleil, N. Notes de cours ORA 3557 - *Troubles de la fluidité* (Hiver 2017). Université de Montréal.

Boucher, J. et Carrier, J. *Tout ce que je sais du bégaiement, je l'ai appris sur Internet!* Séminaire dans le cadre du cours ORT 6655 — *Troubles de la parole.*

Fortier-Blanc, J. Notes de cours ORA3557 - *Troubles de la fluidité* (Hiver 2015). Université de Montréal.

Hubert, J., Rouillard-Philippe, A. et Beaudry, Pl. *Les méthodes d'intervention grand public en bégaiement.* Séminaire dans le cadre du cours ORT 6655 - *Troubles de la parole.*

Mongeau, M. *Faire face aux taquineries.* Document rédigé par une étudiante en orthophonie pour l'AJBQ.

«Le Programme Lidcombe, intervention pour le bégaiement précoce» (atelier 2009). Traduction de Natacha Beausoleil, Julie Fortier-Blanc, Laurence Galarneau-Girard, Marie-Michèle Kim et Judith Labonté. Lidcombe Program - Trainers Consortium.

Verduyckt, I. Notes de cours ORA 3557 - *Troubles de la fluidité* (Hiver 2018). Université de Montréal.

Articles scientifiques

Ambrose, N. et Yairi, E. (1999). «Normative Disfluency Data for Early Childhood Stuttering». *Journal of Speech, Language, and Hearing Research*, 42, 895-909.

Blood, G.W. et Blood, I.M. (2007). «Preliminary Study of Self-reported Experience of Physical Aggression and Bullying of Boys Who Stutter: Relation to Increased Anxiety». *Perceptual and Motor Skills*, 104, 1060-1066.

Card, N.A. et Hodges, E.V.E. (2008). «Peer Victimization Among Children: Correlations, Causes, Consequences, and Considerations in Assessment and Intervention». *School Psychology Quarterly,* 23, 451-461.

Chang, S. E., Erickson, K. I., Ambrose, N. G., Hasegawa-Johnson, M. A. et Ludlow, C. L. (2008). « Brain Anatomy Differences in Childhood Stuttering ». *Neuroimage*, 39(3), 1333-1344.

Craig, A., Hancock, K., Tran, Y., Craig, M. et Peter, K. (2002). « Epidemiology of Stuttering in the Community Across the Entire Life Span ». *Journal of Speech, Language, and Hearing Research*, 45, 1097-1105.

Goodhue, R., Onslow, M., Quine, S., O'Brian, S. et Hearne, A. (2010). « The Lidcombe Program of Early Stuttering Intervention : Mother's Experiences ». *Journal of Fluency Disorders*, 35, 70-84.

Entrevues dans les médias

« Le bégaiement : du Discours d'un roi à nos jours ». *Une pilule, une petite granule* (Télé-Québec). Émission du 8 décembre 2011. http://pilule.telequebec.tv/occurrence.aspx?id=926

Tupula Kabola, A. « Le bégaiement ». Entrevue accordée à l'émission *Les Éclaireurs* (ICI Radio-Canada Première). Émission du 30 janvier 2018. https://ici.radio-canada.ca/premiere/emissions/les-eclaireurs/episodes/399621/audio-fil-du-mardi-30-janvier-2018/6

Tupula Kabola, A. « Les causes du bégaiement chez l'enfant et des moyens pour le détecter ». Entrevue accordée à l'émission *M l'été* (Canal M, la radio de Vues et Voix). Émission du 4 août 2017. https://canalm.vuesetvoix.com/radio/emissions/m-lete/arts-martiaux-sadaptent-aux-jeunes-ont-besoins-particuliers/

Tupula Kabola, A. « Qu'est-ce qui cause le bégaiement et comment on le traite ? ». Entrevue accordée à l'émission *Libre-Service* (MAtv, octobre 2014) www.youtube.com/watch?v=SIhmjun8e90

Tupula Kabola, A. « Mon enfant bégaie ». Article paru dans le *Magazine Montréal pour Enfants*, volume 13, no 5 (automne 2013) www.montrealpourenfants.com/DATA/EDITION/51~v~Automne_2013.PDF

Tupula Kabola, A. « 5 trucs pour... parler à quelqu'un qui bégaie ». http://journalmetro.com/dossiers/cinq-trucs-contre/573934/cinq-trucs-pour-parler-a-quelquun-qui-begaie/ [Consulté le 1er juin 2018].

RESSOURCES

Livres pour les jeunes

Block, K. (2017). *Les aventures d'une superhéroïne du bégaiement : 1. L'interromptite* (traduction de *Adventures of a Stuttering Superhero #1 : Interrupt-Itis*)

Le livre s'adresse aux élèves de la maternelle à la troisième année. Il raconte l'histoire de Mélissa, une enfant qui bégaie et qui fait face à un garçon de sa classe qui l'interrompt sans cesse.

Bouchard, S. (1999). *Florence*. Montréal : Triptyque.

Roman écrit par un parent d'un enfant bègue et qui s'adresse aux enfants de 4 à 9 ans.

De Geus, E. (2010). *Des fois je bégaie : un livre pour les enfants de 7 à 12 ans*. Disponible gratuitement en ligne : www.stutteringhelp.org/sites/default/files/Migrate/Des_fois_je_begaie_v201003.pdf.

Dufresne, D. (2001). *Josué n'arrête pas de bégayer*. Paris : Mango Jeunesse

Roman qui s'adresse aux enfants de 3 ans et plus.

Fontanel, B. et Boutavant, M. (2006) *Mon copain Bogueugueu*. Paris : Gallimard Jeunesse.

Roman qui s'adresse aux enfant de 6 ans et plus

Gravel, F. (1995). *Guillaume*. Montréal : Québec Amérique Jeunesse.

Roman qui s'adresse aux enfants de 8 ans et plus.

Lagarde, L. (2016). *Goodbye Bégaiement ! Guide de voyage pour les aventuriers du bégaiement.*

Lagarde, L. (2017). *21 Things I Wish I Had Known About Stuttering.*

On retrouve dans ces deux derniers livres les précieux conseils de l'auteur (lui-même une personne bègue), qui raconte ses peurs et épreuves passées, et explique avec humour comment il s'en est sorti en développant des attitudes gagnantes.

Lagarde, L. et Parent, R. (2014). *Conseils pour ceux qui bégaient.*

Livre réunissant les techniques et conseils de 28 spécialistes de la parole, dont certains internationalement reconnus, qui ont surmonté leur propre bégaiement. Ils s'appuient sur leur expérience personnelle et toutes celles qu'ils ont vécues avec leurs patients.

Marleau, B. (2006). *Mon nom c'est c'est Olivier.* Montréal : Éditions Boomerang.

Un excellent livre pour aborder le bégaiement avec son enfant et sensibiliser les jeunes à ce trouble de la parole. Il raconte l'histoire d'Olivier, un garçon de 6 ans qui bégaie et qui est l'objet de moqueries de ses camarades de classe lors des causeries. Le professeur intervient en expliquant aux élèves de la classe que chacun est différent à sa façon, et que personne n'aime faire rire de lui.

Noreau, D. (2009). *Des nœuds dans la gorge d'Ariane.* Saint-Lambert : Dominique et compagnie.

Le livre explique aux enfants ce trouble complexe qu'est le bégaiement à l'aide d'une métaphore de pelote de laine. La grand-mère de la protagoniste tricote, et Ariane trouve que la pelote et ses nœuds ressemblent un peu à son bégaiement. Tout est enchevêtré, coincé, et avec de la patience, elles s'attèlent à démêler les nœuds dans la gorge d'Ariane pour retrouver la fluidité. L'histoire reprend plusieurs conseils qui sont donnés aux parents lors du suivi en orthophonie.

Place, F. (2006). *Le prince bégayant.* Paris : Gallimard Jeunesse.

Roman qui s'adresse aux enfant de 8 ans et plus

Plante, F. *Une nouvelle demeure pour Vénuse.* Montréal : Éditions de l'Envolée.

Roman qui s'adresse aux enfants de 6 ans et plus.

Rossi, D.
http://danielerossi.ca/ et http://stutteringiscool.com/ [Consulté le 15 mai 2018].

Stuttering is cool (bientôt disponible en français au moment d'écrire cet ouvrage) se prête également très bien au travail sur les comportements d'évitement. Dans une bande dessinée, l'auteur raconte ses propres expériences en lien avec le bégaiement et partage ses astuces pour bégayer ouvertement avec assurance, que ce soit lors d'une présentation ou avec un serveur désagréable au sourire narquois.

Sites et blogues

Lamoureux, G. *Bégayer, c'est cool!* — Les épinglettes.
https://monjolibegaiement.wordpress.com/2016/11/21/begayer-cest-cool-les-epinglettes/ [Consulté le 14 mai 2018].

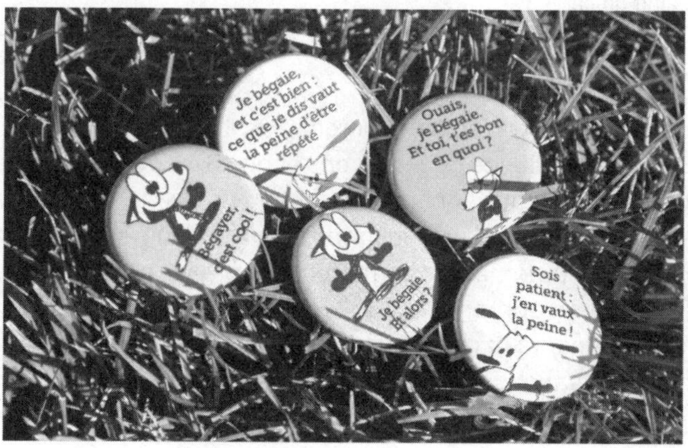
Je bégaie, et c'est bien : ce que je dis vaut la peine d'être répété
Ouais, je bégaie. Et toi, t'es bon en quoi ?
Bégayer, c'est cool !
Je bégaie. Et alors ?
Sois patient : j'en vaux la peine !

Goodbye Bégaiement! Conseils pour en sortir
www.goodbye-begaiement.blogspot.com

Stuttering is cool (balado)
www.stutteringiscool.com

Mon joli bégaiement
www.monjolibegaiement.wordpress.com/

Advertising stories
www.advertisingstoriesblog.wordpress.com/

Un Olivier sur un iceberg
www.infosbegaiement.blogspot.com/

Groupes de soutien, associations professionnelles et ordres professionnels

American Speech-Language-Hearing Association (ASHA)
www.asha.org
Téléphone: 800-638-8255

Association des jeunes bègues du Québec (AJBQ)
www.ajbq.qc.ca
Téléphone : 514 388-8455/Sans frais:1 800 661-2348
Courriel: info@ajbq.qc.ca

Notons l'existence d'un camp intensif de fluidité mis sur pied par l'AJBQ pour les jeunes de 8 à 12 ans et de 13 à 17 ans. La thérapie s'adresse à ceux qui n'ont pas encore eu de suivi en orthophonie et à ceux qui veulent perfectionner leurs techniques de parole. Dans ce camp, les enfants mettent en pratique un modèle de parole facile. Ils apprennent à autoévaluer leur parole, bénéficient de renforcements et participent à une série d'activités (lectures, jeux, conversations, narrations, exposés) selon une hiérarchie planifiée. Ils prennent également part à des ateliers de thérapie cognitivo-comportementale. Tous ces apprentissages se font dans une ambiance ludique truffée d'activités sportives (baignade, tir à l'arc, escalade, etc.). À la suite de la participation d'un jeune au camp intensif, on observe généralement une belle amélioration de sa fluidité. Toutefois, le maintien est difficile à assurer.

Association des bègues du Canada (ABC)
www.abcbegaiement.com
Téléphone : +1 514 273-1427/Sans frais : 1 877 353-1042
Courriel : info@abcbegaiement.com

L'Association des bègues du Canada organise deux fois par mois des réunions à son local de Montréal ou de Québec. Le but principal de ces rencontres est d'échanger entre personnes qui bégaient, dans une atmosphère détendue. N'importe qui peut y participer, il n'est pas nécessaire d'être membre de l'ABC pour prendre part à ces réunions.

Association Parole Bégaiement (ABP) - France, Belgique, Suisse
www.begaiement.org
Téléphone : 09 84 25 74 67
Courriel : contact@begaiement.org

Allez voir www.begaiement.org/contact/ pour trouver une antenne de cette association française ailleurs dans le monde. Des délégués sont présents en Suisse, en Belgique et au Bénin, entre autres.

Association Parole Bégaiement Belgique
www.begayer.be
Téléphone : +32 (0) 2 850 60 29/+32 (0) 486 88 00 68
Courriel : info@begayer.be

Association québécoise des orthophonistes et audiologistes (AQOA)
www.aqoa.qc.ca
Téléphone : 514 369-8929
Courriel : admin@aqoa.qc.ca

Australian Stuttering Research Centre
www.sydney.edu.au/health-sciences/asrc
Téléphone : +61 2 9351 9061

Canadian Stuttering Association (CSA)
www.stutter.ca
1 866 840-2905
Courriel : csa-info@stutter.ca

Lidcombe Program

Vous pouvez contacter directement le consortium en envoyant un message électronique au membre formateur de votre région ou de votre pays. Cette personne pourra vous donner le nom d'orthophonistes qui ont été formées dans votre secteur. Vous trouverez les adresses électroniques des membres du consortium sur le site Internet suivant : www.lidcombeprogram.org

National Stuttering Association (NSA)
www.westutter.org
Téléphone sans frais : 800 937-8888
Courriel : info@westutter.org

Ordre des orthophonistes et audiologistes du Québec (OOAQ)
Pour trouver une orthophoniste dans votre région ou pour de l'information sur le bégaiement :
www.ooaq.qc.ca
Téléphone : 514 282-9123/Sans frais : 1 888 232-9123
Courriel : info@ooaq.qc.ca

Pour consulter une orthophoniste au Québec, il est possible de passer par le système public de santé (centre intégré de santé et de services sociaux [CISSS], milieu hospitalier ou CLSC), d'éducation (milieux scolaires) ou le système privé. Il est important de préciser que pour consulter dans le système public de santé au Québec, il faut d'abord avoir une prescription d'un médecin (non exigé dans le système privé). Par ailleurs, une fois l'évaluation orthophonique complétée, l'enfant pourra être orienté vers un centre de réadaptation où des services d'orthophonie spécialisés en bégaiement lui seront proposés. Étant donné les difficultés à accéder à des traitements orthophoniques dans des délais rapides, de nombreuses familles québécoises préfèrent se diriger vers des services privés et doivent donc débourser de leur poche des sommes importantes. Soulignons également que le bégaiement n'est que très rarement traité dans les milieux scolaires québécois, car face aux grands besoins et au manque de ressources, les orthophonistes dans les écoles priorisent la prise en charge des enfants qui présentent un trouble de langage et non ceux aux prises avec un trouble de la parole.

Orthophonie et Audiologie Canada (OAC)
www.oac-sac.ca
Téléphone : 1 800 259-8519 (sans frais)
Courriel : info@sac-oac.ca

Stuttering Foundation of America (SFA)
www.stutteringhelp.org
Téléphone : 800 992-9392 ou 901 761-0343
Courriel : info@stutteringhelp.org

Stuttering Association for the Young (SAY)
www.say.org
Téléphone : 212 414-9696
Courriel : info@say.org

MARQUIS

Québec, Canada

RECYCLÉ
Papier fait à partir de matériaux recyclés
FSC® C103567
FSC
www.fsc.org

Imprimé sur du Rolland Enviro, contenant 100% de fibres postconsommation et fabriqué à partir d'énergie biogaz.
Il est certifié FSC®, Procédé sans chlore,
Garant des forêts intactes et ECOLOGO 2771.

PERMANENT

100%

BIO GAZ®
ÉNERGIE

PROCESSED CHLORINE FREE • PROCÉDÉ SANS CHLORE

Garant des forêts intactes[MC]